Katharina Starlay

DER STILCOACH FÜR MÄNNER

KATHARINA STARLAY

DER STILCOACH FÜR MÄNNER

Erfolgreich unterwegs in Job und Freizeit

Frankfurter Allgemeine Buch

Bibliografische Information der Deutschen Nationalbibliothek
Die Deutsche Nationalbibliothek verzeichnet diese Publikation in der Deutschen Nationalbibliografie; detaillierte bibliografische Daten sind im Internet über http://dnb.dnb.de abrufbar.

Frankfurter Allgemeine Buch

Frankfurter Allgemeine Buch, Frankenallee 71–81
60327 Frankfurt am Main

Titelbild: Andreas Klein, Shoepassion GmbH, Berlin, http://www.shoepassion.de
Umschlag: Julia Desch, Frankfurt am Main
Zeichnungen: Karsten Schreurs, GROBI Grafik & Illustration
Satz: Wolfgang Barus, Frankfurt am Main
Druck: CPI books GmbH, Leck
Printed in Germany

2. Auflage
Frankfurt am Main 2017
ISBN 978-3-95601-225-9

„Der Weg ist das Ziel."

Konfuzius

Für jeden Mann, der bewusst durchs Leben geht.

Inhalt

Vorwort 11

Quer durch den Kleiderschrank 17

1 Made to measure – der Mann auf Maß 17
2 Maßkleidung, Stangenware, Outfitportale – der beste Beschaffungskanal für jede Lebenslage 25
3 Relaunch im Kleiderschrank – die strategische Outfitorganisation 32
4 Kleideraufbewahrung 37
5 Unterwäsche – das richtige Darunter für das perfekte Darüber 41
6 Kleiden wie ein Profi – was sich über die Finessen der Herrengarderobe zu wissen lohnt 45
7 Safer Dress – die Ausstrahlung, die durch Vorbereitung entsteht 50
8 Zeitgeist und Krawatte – passen sie zusammen? 53

Lieblingsteile in einer Männergarderobe 59

9 Frack/Smoking/Cut/Gehrock/Anzug 59
10 Kleine Hemdenkunde 62
11 Die Herrenweste 67
12 Das Einstecktuch 68
13 Die Jeans im Job 69
14 Manschettenknöpfe und Uhren 71
15 Herrenschuhe 75
16 Hut und Schal 81
17 Regenschirm 83

Das (textile) Image eines Mannes 87

18 Qualität von Anzügen – der smarte Weg durch die Statuswelt 87

19 Qualitätsfragen – diese vier leiten Sie durch die Warenwelt 92
20 Kleiderpflege – Imagepflege! Was sie über den Menschen verrät 102
21 Genug mit dem Krawatten-Bashing! 111
22 Kurzarmhemden – warum eigentlich sind sie so verpönt? 115
23 Charmant-markant altern – und mit den Jahren immer besser werden 118

Gut gekleidet in diplomatischer Mission 127

24 Im Überblick – Dresscodes im Geschäftsleben 127
25 Im Detail – Businessdresscodes und ihre *Light*-Version bei Sommerhitze 130
26 Im Detail – gesellschaftliche Dresscodes 138
27 Schicker als der Chef 140

Sympathisch im Ego-Marketing unterwegs 145

28 Stilvoll im Portrait – welches Bild gebe ich von mir im Netz ab? 145
29 Wertschätzung statt Wichtigtun – so lassen sich Sympathien gewinnen 149
30 Körperhaltung, Wirkung, Status – wie Sie die richtigen Partner anziehen 155

Unterwegs auf Reisen 161

31 Security-Striptease im Auftrag der Sicherheit 161
32 Kleidertransport – Antifaltenpflege für den Kofferinhalt 165
33 Imageturbo Firmenwagen 170

Unterwegs in der Damenwelt 175

34 Gentleman – the big uneasy 175
35 Parfums und Düfte – wie Sie die richtige Note treffen 181
36 Sonnenbrille – cool oder peinlich? 188

37 Ansprache und Date – die Sichtweise der Frauen 191
38 Annäherung statt Anmache – die Zauberformel für mehr Anziehungskraft 206
39 Darf ich meinen Mitarbeiterinnen Komplimente machen? 215
40 Rittergeste – der gelungene Blumenkauf 219
41 Körperkult und Businessbärte – was noch attraktiv macht 225

Stil-Spots – Situationen, über die man oft nicht nachdenkt 237

42 Small Talk 237
43 Händedruck 238
44 Beileid im Beruf 239
45 Tischdame/Tischherr 241
46 Champagner, Häppchen, Händereichen 243
47 In den Mantel helfen 244
48 Die gute alte Pünktlichkeit 245

Die Autorin 248

Männer geraten immer mehr unter Zugzwang. In unserer von Werbung und Medien geprägten Welt des ewigen Vergleichs kann sich keiner mehr leisten, die Herausforderung an unser Aussehen und Auftreten und unseren Umgang mit dem eigenen Körper in einer immer älter werdenden Gesellschaft *nicht* anzunehmen.

Aber nicht jedem ist die Kraft der visuellen Wahrnehmung bewusst: „Das rein Äußerliche hat keinen besonders guten Ruf. Man müsse auf die inneren Werte der Menschen schauen, heißt es immer. Und doch …" beginnt entsprechend ein Artikel der *Frankfurter Allgemeinen Sonntagszeitung* von Philip Plickert. Die Veröffentlichung vom 21. Mai 2017 liefert genügend Erkenntnis, dass Aussehen „unterwegs zur Macht" und auch sonst im Leben durchaus eine Rolle spielt – überall da, wo die Bereitschaft des Betrachters, sich auf tiefere Informationen hinter der Fassade einzulassen, gering ist. Und in unserer schnelllebigen Zeit wird sie das zwangsläufig: Informationen werden heute in höchstem Tempo durch Bilder vermittelt.

Das bedeutet: Ihre Kleidung muss Ihre Sprache sprechen und über Sie sagen, wozu Sie oft keine Gelegenheit haben, sozusagen stellvertretend für Sie. Deshalb ist sie so wichtig. „Style is a way to say who you are without having to speak" (engl. Stil ist ein Weg, ohne Worte mitzuteilen, wer Du bist) heißt es auch. Und erst im Zenit der Macht spielt das Aussehen eine untergeordnete Rolle, so Plickerts Resümee.

Und damit nicht genug: Unsere Lebensmitte hat sich verlagert, und die zusätzlichen Jahre wollen mit Lebensqualität gefüllt werden. Wie wir uns kleiden und geben, spielt also nicht nur für die Einschätzung unseres Lebensalters eine Rolle, sondern auch für die Wahl neuer Partner, beruflich wie privat.

Dieses Buch widmet sich daher nicht nur der (Herren-) Kleidung als wichtigste Nebensache im zwischenmenschlichen Kontakt, sondern auch der Frage, wie sich Frauen als geschäftliche Partner – oder Partnerin für einen privaten Neuanfang – gewinnen lassen.

Der richtige Auftritt gegenüber Frauen ist für alle Männer relevant. Im Geschäftsleben übernehmen immer mehr Frauen leitende Funktionen, und weibliche Vorgesetzte sind eine Größe, die zur Wirtschaft der Zukunft gehört. Wie Sie als Mann wirken, beeinflusst also Ihren Berufseinstieg und -aufstieg und begleitet Sie ein Leben lang.

Welche Frau steht heute privat an Ihrer Seite? Auch das ist eine Antwort auf Ihre Ausstrahlung und Ihre persönliche Eleganz des Geistes. Es ist die Art, anderen Menschen zu begegnen, die aus einem gut angezogenen Menschen eine Persönlichkeit macht – mit einer Ausstrahlung, der sich niemand entziehen kann.

Mit Modeerscheinungen wie „Jeans und Sneakers“ ist das aber nicht getan, denn sobald etwas *Mode* wird, ist die Avantgarde zum Mainstream geworden.

Aktuell bewegt die Frage, ob und inwieweit Stilberatung auch über das Internet funktioniert: Geht Vertrauen „digital“? Und lassen sich textile und persönliche Farben über den Bildschirm wirklich sauber erkennen? Was ist mit dem individuellen Befinden dahinter, welches der Kern der Stilberatung oder des Stilcoachings ist? Lässt sich das auch digital erledigen?

Wo die Angebotswelt verwirrend wird, muss sich der Konsument selbst schlau machen. Er muss – Sie müssen herausfinden, was der richtige Weg für Ihren persönlichen *Style* ist.

Der Stilcoach für Männer bündelt die besten Inhalte aus drei Jahrzehnten der Erfahrung durch meine Seminare, zahlreiche private Kleiderschrankinventuren und Imageberatungen für und in Unternehmen. Dabei wird eines immer wieder klar: Kleidung geht buchstäblich an die Wäsche. Und so wird das Gespräch über Textilien und die perfekte Hülle für einen Mann nicht selten zum vertraulichen Dialog.

Auch sehr junge Männer am Beginn ihrer Karriere suchen Anleitung, die sie fit für die Berufswelt macht. Und so ist es jetzt an der Zeit, ein Buch für Sie herauszugeben, für Männer im Wandel – Menschen unterwegs im Leben.

Dass Sie sich in Haut und Hülle wohlfühlen und Entscheidungen für die richtigen Berater treffen – das ist mein Ziel. Und dass Sie über Ihre Kleidung nicht mehr nachdenken müssen, weil sie so gut ist, das ist mein Wunsch. Für Ihren Lebenserfolg.

Ihre Katharina Starlay
im Sommer 2017

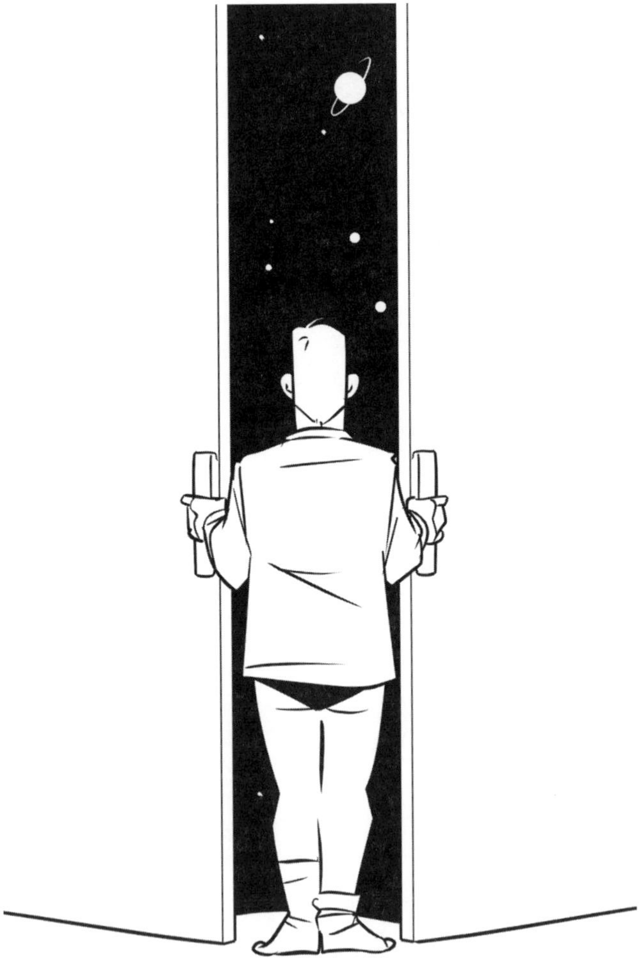

I Made to measure – der Mann auf Maß

Kenner schätzen das einzigartige Gefühl, das sich einstellt, wenn ihre Kleidung jede Bewegung mitmacht, weil sie wie eine zweite Haut sitzt. Sie lieben die Selbstverständlichkeit des Tragegefühls, welches den Anzug vergessen lässt und damit der Persönlichkeit Raum gibt – nicht umgekehrt.

Das alte Sprichwort „Kleider machen Leute“ wird in der Maßkonfektion ersetzt durch „Kleidung zeigt Persönlichkeit“ – und schließlich ist es das, was Sie mit Ihrer Kluft erreichen wollen: Denn erst dann zündet das Resonanzprinzip und zieht Ereignisse und Menschen in Ihr Leben, die dazu passen.

Bitte sehen Sie mir nach, wenn ich Sie im Lauf des Buches mit *Sie* anrede: Es entspricht meinem Respekt für Sie (ob jung oder alt) und der Kultur unserer deutschen Sprache. Sollten wir uns einmal persönlich begegnen, ist immer noch Zeit für eine andere Anrede. Nicht, dass ich verstaubt wäre – aber bis die Duz-Generation die Mehrzahl unserer Geschäftswelt ausmacht, liegen noch ein paar Jahre vor uns. Man merkt das, wenn man mit den Assistenten oder Assistentinnen der flippigen Red-Sneaker-Vorstände, die aktuell die Medien füttern, zu tun hat: Dort wird großer Wert auf die formelle Anrede und den Doktortitel gelegt.

„Mr. Super-Lässig“ der Medien bleibt nämlich im näheren Kontakt immer noch „Herr Dr. Distanz“. Und das wird auch noch eine ganze Weile so bleiben. Das *Du* ist aber in der Außendarstellung so präsent geworden, dass wir aufpassen sollten, in keine Finte zu geraten.

Wichtig: Trotz der immer lässiger werdenden Dresscodes in unserer Geschäftswelt bleibt der Anzug ein international anerkanntes Signal der gepflegten Herrenbekleidung, das Achtung erzeugt.

Es ist kein Geheimnis, dass auch sehr bekannte Labels Anzüge so preisgünstig wie möglich fertigen lassen, und das in ebenfalls nicht geringer Stückzahl. Exklusivität durch Seltenheitswert ist also auch bei den Nobelnamen kein Verkaufsargument mehr.

Es ist lediglich das Image des *Besseren*, das den teuren Marken mit Wiedererkennungswert anhaftet. Bei Kleidung geht es wie bei Autos nicht selten darum, zu zeigen, was man hat.

Und um in der gewünschten Liga zu spielen, investieren Marken viel Geld in Imagekampagnen und müssen dafür – wie es scheint – nicht selten in der Produktion sparen.

So wird Maßkleidung von einem Anbieter, den man kennt und dem man vertraut, zu einer echten Alternative.

Maßkleidung – was es bedeutet: Bei einem echten Maßanzug wird vollständig Maß genommen. Die Konturen des Körpers werden genauso betrachtet wie die Körperhaltung, jede Rundung und jede Unebenheit. Möglich, dass Sie wegen einer betont aufrechten Haltung und gutem Training der Brustmuskulatur vorne eine Konfektionsgröße mehr benötigen als im Rücken. Möglich, dass die Beine unterschiedlich lang geschnitten werden müssen, zum Beispiel, weil einseitig die Hüfte stärker oder das Gesäß runder ist. Ein Spezialist sieht all das und überträgt es auf einen eigens für diesen Kunden gemachten Handschnitt. In der klassischen Maßschmiede der Savile Row, einer Einkaufsstraße in Mayfair im Londoner Stadtbezirk City of Westminster, ist es eine Ehrensache, dass es in diesem Prozedere auch eine oder mehrere Zwischenanproben gibt, bis der Anzug natürlich, elegant und wie eben jene zweite Haut sitzt, die Sie sich wünschen. Der ganze Service macht einen Mann zum Gentleman, lohnt sich aber für den Schneider, der oder dessen Schnittmacher eigentlich ein Künstler ist, erst bei Nachbestellung.

Dreidimensionale Körperkonturen auf einen flach liegenden Papierschnitt zu übertragen ist nämlich eine wahre Kunst, die viel abstraktes Denken und noch mehr Erfahrung verlangt.

Maßkonfektion (Teilmaß): Was heute als Maßkleidung verkauft wird, ist tatsächlich das Teilmaß. Im Laden werden Konfektionsgrößen aus einem Mustergrößensatz anprobiert und die Abweichungen von der Norm notiert. Taille minus drei Zentimeter, Ärmellänge plus zwei Zentimeter, Bundweite minus zwei Zentimeter und so weiter. Diese Maße werden elektronisch übermittelt, auf eine digitalisierte Vorlage übertragen und als Zuschnittschablone zur Auflage auf den im Laden ausgewählten Stoff geplottet – so nennt man den Ausdruck des Schnittmusters. „Made to measure“ ist also in den meisten Fällen „Made to fit“, weil bestehende Konfektionsmaße nur passend gemacht werden (engl. Fitting = Anprobe). Dank dieser modernen Methoden und der schnellen Datenübermittlung ist Maßkleidung im weiteren Sinn heute für viele erschwinglich geworden.

Betrachtet man die Maßtabellen der verschiedenen Größensätze für Männer, fällt auf, dass sich die Konfektionsgröße immer auf den Brustumfang bezieht. Wenn Sie also einen Brustumfang von 100 cm haben, ist zum Beispiel die Konfektionsgröße 50 (halbes Maß) bei normaler Körperhöhe und Größe 25 (viertel Maß) bei geringerer Körperhöhe passend. Im zweiten Fall spricht man von einer Kurzgröße. Allerdings werden die trendigen Passformen heute so schmal geschnitten, dass mancher eine größere Größe nehmen möchte, um sich noch wohl zu fühlen, denn der ultra-schmale modische Anzug ist nicht für jeden gut.

Im Dienste des Teilmaß werden auch zunehmend Bodyscanner eingesetzt, deren erste Generation sich in der Praxis nicht wirklich bewährt hat: Die für den Scan notwendige Körperhaltung mit angewinkelten Armen wie ein übertrainierter Bodybuilder hat auch kaum etwas mit der natürlichen Haltung eines Menschen im Alltag zu tun. Es bleibt zu sehen, welche Genauigkeit beim Sitz der Kleidung die nächste Generation der Bodyscanner liefert. Schließlich ist die Passform das A und O des guten Stils!

Maßangepasste Konfektion: Hier werden Anzüge von der Stange in Ärmel- und Hosenbeinlänge, gelegentlich noch in Bund- und Saumweite des Sakkos lediglich angepasst. Dass die oben beschriebene Perfektion und der damit verbundene Tragekomfort damit nicht zu erreichen sind, liegt auf der Hand.

Weder Maßkleidung noch Maßkonfektion und maßangepasste Konfektion können den Körper übrigens auf Wunschmaß bringen, aus einem unzufriedenen Menschen auch keinen zufriedenen machen und aus einem unerfüllten keinen glücklichen. Sie können auch nicht einen temperamentvollen, bewegungsfreudigen Menschen zu einer Person mit kontrollierten Bewegungen machen. Wer also mehr Bewegung braucht, fragt besser nach Stoffen mit einem geringen Anteil an Elastan – bitte aber nur querelastisch, was zum Beispiel das Vornehmen der Arme noch unterstützt. Und auch die Erwartung, dass ein Maßanzug länger halten müsse als einer von der Stange, wird der Sache nicht gerecht, im Gegenteil: Gerade die extrafeinen, edlen Super 120 bis Super 180er-Garne haben eine geringe Lebensdauer.

Wer die Qualität einer sehr guten Passform liebt und seine Einzigartigkeit nicht in Serienware hüllen will, wird sich mit Maßkleidung wohlfühlen und großartig aussehen. Gut angezogene Menschen kennen und tragen die für sie richtigen Weiten und wählen ihre Kleidung auch danach aus, ob sie das persönliche Bewegungsmuster respektiert. Ein Mensch mit ausladenden Bewegungen wird die Passform immer mit mehr Bewegungszugabe aussuchen als der kontrollierte Bewegungstyp. Ein guter Maßberater wird dies auch (gegenüber dem Bodyscanner, der das individuelle Bewegungsmuster nicht erfasst) berücksichtigen und ansprechen, wenn er es sieht.

Die Qualität Ihres Maßanbieters: Sie tun gut daran, die Qualifikation Ihres Maßschneiders zu erfragen. Ein boomender Markt muss zwangsläufig auf Beraterressourcen aus anderen Branchen zurückgreifen, und es sind die Qualität der fachlichen Einarbeit sowie die Erfahrung, die aus einem Anbieter einen Fachmann machen. Zum Beispiel muss die Schulterlinie auf den Winkel der Schulter (abfallend, gerade oder „steil") abgestimmt werden, damit die Schulterpartie des fertigen Anzugs ein gutes Bild abgibt. Und die Saumlinie des Sakkos sollte bei einem gut sitzenden und auf die Körperbalance abgestimmten Teil auch im Profil immer gerade sein. *Erfahren* sticht *jung und hipp* bei Weitem, wenn es um Maßkleidung geht.

Beratungsqualität und das daraus entstehende Vertrauen sind und bleiben das Juwel, das der stationäre Einzelhandel dem Internetverkauf voraus hat.

Ein guter Maßanbieter hat außer einer Palette von klassischen Businessstoffen auch Modisches zur Auswahl und versteht sich perfekt auf die Kunst, Schnitte und Farben auf die Persönlichkeit abzustimmen.

Stilberatung ist hier gefragt, aber auch ein Wissen um den strategischen Einsatz von Kleidertypen und -formen, denn je nach Branche, Aufgabe und Anlass verändert sich auch der Anspruch an die Ausstattung. Und es ist auch nicht klug, schicker als der Chef gekleidet zu sein oder umgekehrt zu lässig bei einer wichtigen Präsentation zu erscheinen. Ein Maßspezialist ist also gleichzeitig ein Profi des Schneiderhandwerks, ein Stilberater und ein Karrierecoach. Oder er arbeitet mit solchen zusammen.

Denn die Verantwortung ist groß: Um den höheren Preis der Arbeit auf Maß zu rechtfertigen, muss das Ergebnis unangreifbar und über Kritik erhaben sein. Negative Bemerkungen aus dem Umfeld nimmt ein Mann ernst (und meistens persönlich), so dass sich das betreffende Kleidungsstück direkt in eine Schrankleiche verwandelt. Und genau das riskiert auch, wer unzutreffende Maße in die Eingabemaske eines Internetanbieters eingibt, weil er es nicht besser weiß. Denn das Ergebnis ist immer nur genauso gut, wie der verarbeitende Betrieb mit den Maßen auch etwas anfangen kann.

Ein Spezialist dagegen weiß das Maßband kontinuierlich gleich eng oder weit anzulegen, achtet auf Maßhaltigkeit des Maßbandes, das sich bei sehr warmen Temperaturen und je nach Material auch weiten und geringfügig – aber für die Maßangaben bedeutsam – an Länge gewinnen kann, und er kennt auch die Angewohnheit seiner Kunden, die Brust herauszustrecken, sobald sie vor dem Spiegel stehen. Der sensible Fachmann wird Sie dann in einen Small Talk verwickeln bis Sie wieder normal stehen, bevor er Maß nimmt.

Die eigene Qualität: Von uns als Kunden verlangt *Maß* die Reife der Entscheidung – denn Änderungswünsche sind ab einem bestimmten Punkt der Anfertigung nicht mehr möglich – und einen realistischen Blick auf das Machbare: Eigenheiten des Körpers werden wie erwähnt durch Maßkleidung zwar gut inszeniert, nicht aber unsichtbar gemacht.

Der Begriff Maßkleidung wird übrigens erst seit der Industrialisierung verwendet, um sich von Angeboten aus Serienfertigung abzuheben – davor war quasi alles *Maß*.

Bitte nutzen Sie die Möglichkeiten der Maßanfertigung auch dazu, Ihr Portfolio an Bekleidungselementen auszubauen: Der Anzug allein ist nur eine reduzierte Auswahl der Kleiderkunst. Er gewinnt an Kombinationsmöglichkeiten, sobald Sie noch eine Weste dazu machen lassen und unbedingt eine zweite Hose – gerne auch in einem anderen Schnitt. Die Weste bringt Ihren Anzug im Handumdrehen vom Dresscode *Business* auf *Smart Business*, wenn Sie noch dazu passend ein edleres Hemd mit Umschlagmanschette, Manschettenknöpfen und entsprechende Schuhe kombinieren. Und die zweite Hose verlängert die Einsatzdauer Ihrer Investition um Einiges.

2 Maßkleidung, Stangenware, Outfitportale – der beste Beschaffungskanal für jede Lebenslage

Die Ausstattung eines Anzugs hat auch mit dem Dresscode zu tun, den man bedienen möchte.

In einer eher lässigen Branche, die *Business casual* unterwegs ist und Jeans-und-Sakko favorisiert, ist beispielsweise ein Maßanzug mit aufknöpfbaren, also *echten* Ärmelknopflöchern, Einstecktuch und Monogramm zu viel des Guten. Ein Übermaß an Formalität und *Chic* kann eine Distanz erzeugen, die dem Ziel, Menschen zu erreichen, zuwider läuft.

Die echten Ärmelknopflöcher sind übrigens *das* Erkennungsmerkmal dafür, dass der Anzug für diesen Träger eigens gefertigt wurde, und um es zu zeigen, lassen manche Herren den untersten Knopf demonstrativ offen – eine Geste, die niemand nötig haben sollte. Denn ein wahrer Kenner oder eine Kennerin sieht es auch ohne dass ein geöffneter Knopf ihm das erzählt. Es sind immer die subtilen Botschaften, welche die größte Wirkung entfalten. Genauso wie auch eine wirklich edle Herrenuhr nicht aufträgt.

Wann wählt Mann was? Wenn es um Kleidung geht, ist die Suche nach der richtigen Bezugsquelle nicht zuletzt eine Frage der Figur, des Dresscodes und der Bereitschaft, der eigenen Erscheinung Zeit und Sorgfalt zu widmen. Die Budgetfrage ist nur bedingt ein Argument – denn ein schlechtsitzender Anzug kann (je nachdem, wer einem gegenübersteht) im ungünstigsten Fall einen Auftrag kosten und wird damit mehr als teuer.

Die Entscheidung für Maßkleidung: Sie ist außer den erwähnten Vorteilen der unnachahmlichen Passform und der Einzigartigkeit eines Unikats auch Überzeugung in eigener Sache: Die Zeit für eine Erstanfertigung nach Maß, die Sorgfalt der Auswahl von Stoff und Details sowie den hohen Grad an Individualisierung muss man sich selbst auch wert sein. Und man braucht ein Umfeld, wo dieses erwünscht oder zumindest akzeptiert ist.

Für Branchen, in denen Unauffälligkeit und Anpassung an eine ungeschriebene, aber sichtbare Uniformierung gefragt sind, ist *Maß* die falsche Wahl. Womit wir bei der Strategie und der Frage einer Berufswahl, die langfristig glücklich macht, angekommen wären: Es mag Phasen in einer Karriere geben, in denen Sie sich einem gegebenen Dresscode auch bei einer gewissen Einförmigkeit gerne unterordnen

– zum Beispiel, wenn Sie im Vertrieb oder in einem eher konservativen Unternehmen wertvolle Erfahrungen für Ihre spätere Karriere sammeln. Sie wissen ja, wofür Sie es tun.

Langfristig ist es aber nicht gut, sich in ein Heer von Anzugträgern einzugliedern, wenn Sie das Gefühl haben, sich zu verbiegen. Ausgesuchte Avantgardisten zum Beispiel tun sich schwer in Branchen, in denen das verlangt wird – und so hat die Überlegung für die richtige Kleidung auch sehr viel mit einem selbst zu tun. Denn wer sich ein Leben lang *verkleidet* fühlt, kann keine Bestleistungen bringen.

Ein paar Männer müssen aus Figurgründen auf Maßkleidung zurückgreifen – etwa wenn bestimmte Höhen- oder Weitenmaße von der Stange nicht zu bekommen sind. Dann aber haben Sie noch immer die Wahl, *Maß* unauffällig zu tragen und auf die erwähnte Symbolik zu verzichten. Auch bei *Maß* lässt sich ein Anzug natürlich mit geschlossenen Ärmelknopflöchern anfertigen – wie aus der Industrieproduktion.

Wenn die Körpermaße einmal bekannt sind und Sie als Kunde „maßhaltig“ sind, also nicht größenwirksam zu- oder abnehmen, sowie sich der individuelle Schnitt wie in einer Generalprobe bewährt, lassen sich Maßanzüge auch auf Zuruf nachbestellen (übrigens eine Erweiterung des Fachbegriffes „bespoken“, also Stoff, Schnitt und Ausführung wie besprochen) – so wird der Zeitaufwand langfristig überschaubar.

Die Entscheidung für Stangenware: Herrenkonfektion (abgekürzt HAKA) repräsentiert immer einen Durchschnitt aus Erfahrungswerten der Bekleidungsindustrie, sowohl in der modischen Aussage als auch in der Schnittführung.

Dabei haben gerade Männer gegenüber dem Angebot an Damenoberbekleidung (DOB) viel mehr Größensätze zur Verfügung, welche die hoffentlich richtige Passform für Ihren Körper bietet. Für Männer gibt es außer dem Normalgrößensatz von (meist) 46 bis 60 auch noch den Langgrößensatz (94 bis 118 oder mehr) und den Kurzgrößensatz (23 bis 30 oder mehr), außerdem Untersetzte- und Bauchgrößen. Das zugrunde liegende Körpertypensystem trägt der Balance der Körperhaltung und der Proportion Rechnung: Während man davon ausgehen kann, dass sich ein Mann mit Normalgröße aufrecht hält, ist eine hoch gewachsene Langgröße oft leicht nach vorne geneigt, während der vorne leicht stärkere untersetzte Körper oder die noch etwas stärkere Bauchgröße die Verteilung des Körpergewichts durch eine aufrechtere Haltung auszugleichen sucht. Diese Erkenntnis ist übrigens nicht zuletzt eine Aufgabe für den Modellmacher, der den Grundschnitt und seine Passform harmonisch auf den Körpertyp abstimmen sollte. Modische Tendenzen, die auf alle Körpertypen appliziert werden, sind da eher kontraproduktiv, weil die Körpertypen unterschiedlich sind.

Im Handel werden Sie überwiegend Normal-, Lang- und Kurzgrößen finden, und es bleibt dem Einkäufer und seinen Abverkaufslisten überlassen, ob er die sogenannten Randgrößen und speziellen Größensätze bedient. Gegenüber dem Angebot in der Damenkonfektion, welche sich oft auf Normalgrößen beschränkt, sind Männer mit mehreren Größensätzen aber wirklich privilegiert.

Die Kunst liegt in der Anwendung, also darin, die für Sie richtige Größe zu finden. Wer eine Figur hat, die in genau diese Größensätze mit wenig Änderungen passt und die an allgemeinen Trends orientierten Vorschläge von Farbe, Schnitt, Stoff und Styling gerne annimmt, ist mit Stangenware gut bedient – wenn die Beratung stimmt. Eine gute Passformberatung ist nämlich in einer an Fachpersonal verarmenden Handelsbranche nicht selbstverständlich.

Deshalb sollten Sie die Basics unbedingt selbst überprüfen:

Passform: Klassische Kleidung aus gewebter Ware – gegenüber den gewirkten Waren, die Sie etwa bei Strick und Jersey finden, aus dem Shirts und Jogginghosen gemacht werden – sollte schmal sitzen und den Körper leicht nachzeichnen ohne je einzuengen.

Das ist auch bei den zunehmend schmaler gewordenen modischen „italienischen" Anzugformen nicht anders, die erst in Mode kommen konnten, seitdem auch in der HAKA zunehmend Stoffe mit Elastan eingesetzt werden. Eine schmale Hose funktioniert nun mal nur, wenn sie nachgibt – sonst platzen die Nähte (womöglich noch im ungünstigsten Moment).

Gerade sehr junge Männer, welche mit dem tiefhängenden Schritt aufgewachsen sind, neigen dazu, ihre Hose zu tief die Hüfte herunterzuschieben. Bei einer hektischen Bewegung kann auch das die Naht *krachen* lassen, weil der Schritt tiefer als geplant an einer größeren Stelle der Beinschere sitzt.

Ihr Sakko sollte glatt fallen und keine Längsfalten (sonst wäre das Sakko zu weit) oder Querfalten (zu eng) werfen. Außerdem ist die Proportion von Schulterpartie und Kopf wichtig: Je schmaler die Schulter des Anzugs geschnitten ist, desto größer wirkt der Kopf – was nicht immer erwünscht sein mag. Die Ärmellänge endet an der Handgelenkwurzel, so dass Ihr Langarmhemd ca. 1,5 bis 2 cm – bei betont modischen Outfits bis zu 4 cm – herausschauen kann und bis zum Daumengelenk reicht. Eine stärker abfallende Schulter (manchmal auch einseitig) lässt sich mit einem dezenten Schulterpolster ausgleichen. Sie sollten Ihre Arme ohne Einschränkung nach vorne nehmen können.

Die Hose muss in der Bundweite angenehm sein und sich in der sogenannten Leibhöhe (hüftig, normal oder mit einem höheren Bund) und der Oberschenkelweite auch im Sitzen gut anfühlen. Das Hosenbein reicht bei normaler Beinweite hinten bis zum oberen Schuhabsatz, stößt vorne auf den Spann auf und macht im Stehen nur einen Knick. Modisch schmale Hosen werden kürzer getragen, sollten aber im Sitz-Test daraufhin überprüft werden, dass keine nackte Wade sichtbar wird.

Westen werden schmal am Körper getragen, und Sie lassen den untersten Knopf offen, damit sie im Sitzen nicht staucht.

Ihr Hemd ist je nach persönlicher Vorliebe schmal am Körper oder aber lässig weiter geschnitten, und man sollte sehen, dass sich der Hemdkragen auch schließen lässt – selbst, wenn Sie ihn geöffnet tragen wollen. Zwischen den geschlossenen Kragen und Hals passen noch ein bis zwei Finger.

Die etwas ungewöhnlichen Abkürzungen HAKA und DOB sind übrigens in der Kultur der Konfektion gewachsen und nicht unbedingt rational logisch.

Die Entscheidung für Outfitportale: Die Idee der Outfitportale besticht auf den ersten Blick mit dem verführerischen Angebot, dass Mann die Eigenverantwortung für den eigenen Stil im Callcenter abliefern kann. Der persönliche Stil und was zu einem selbst, dem Status und der beruflichen Aufgabe passt, bleibt aber *Chefsache*, auch bei Zeitmangel – also Ihre Sache.

Das Problem ist, dass so eine Beratung nur persönlich – kaum aber virtuell geleistet werden kann, auch nicht per Foto. Die Voraussetzung für die Qualität der Beratung ist *online* also nicht gegeben, denn es geht neben den äußerlichen Gegebenheiten wie Körperlinie und farblichen Anlagen auch um die Ausstrahlung, das Selbstbewusstsein und die richtige (Karriere-)Strategie in Kleiderfragen, die es zu behandeln gilt – nicht mehr und nicht weniger. Die meisten Fragebögen und Interviews digitaler Anbieter aber fragen nur die stilistische Vergangenheit ab, etwa, welche Marken man bisher bevorzugt hat und welche Konfektionsgröße man meint zu haben.

Während also ein guter und versierter Stilcoach per Foto individuelle Tipps zu Brille und Frisur abgeben kann, deren Formen von den erkennbaren Linien abhängen, sind Auswahl und Einkauf von Kleidung, die das Image nach draußen tragen soll, eine Frage der intensiven Beschäftigung mit Ihnen und Ihrem Selbst – allein oder mit Hilfe eines physisch anwesenden Stilberaters. Delegieren lässt sich das nicht.

3 Relaunch im Kleiderschrank – die strategische Outfitorganisation

Der Kleiderschrank ist voll – Sie haben aber nichts anzuziehen. Ein Frauenthema? Nicht wirklich, denn gefühlt geht das den meisten Männern zumindest gelegentlich auch so. Was ist der Grund? Es sind drei Umstände, die den Umgang mit der eigenen Garderobe erschweren und im morgendlichen Ablauf oder in der Vorbereitung wichtiger Auftritte Zeit kosten.

- Die wenigsten haben eine Garderobe mit Plan.
- Die Schranksysteme mit unterschiedlichen Abteilungen für lang hängende Anzüge, kurz hängende Hemden und

Strick/Shirts als Liegeware zwingen dazu, täglich neu kombinieren zu müssen, manchmal noch im Dunkeln.

- Oft sind Sie nicht sicher, welcher Dresscode für eine bestimmte Veranstaltung gelten soll – geschweige denn, wonach Sie sich fühlen.

Warum Garderobenmanagement? Gut angezogen sind Menschen, deren Kleidung gepflegt – und bis ins Detail gut kombiniert und auf den eigenen Typ abgestimmt ist, wobei allerdings ein kleiner Bruch sein darf. Ein ehemaliger Chef von mir hatte beispielsweise sein altes, ledernes Federmäppchen aus der Schulzeit als raffinierten Eyecatcher – und Bruch zu seinem ansonsten sehr eleganten Look kultiviert, was immer wieder interessante Gespräche in Gang brachte.

Planen Sie, was Sie bei einer Reise oder einem Event anziehen wollen, und bringen Sie es rechtzeitig vorher in einen guten Zustand. Diese Geschichte illustriert, was Ihnen besser nicht passieren sollte:

Alexander, ein ehrgeiziger Manager der nachwachsenden Generation, ist für seinen bevorstehenden großen Auftritt bei der internationalen Konferenz sehr gut vorbereitet. Die Präsentation ist bis aufs kleinste Detail perfekt. Er hat sogar für zwei Stunden einen Rhetoriktrainer gebucht, der mit ihm die Stimmtechnik für den Vortrag übt. Sein Chef freut sich, dem Nachwuchs auf der Konferenz eine Bühne zu geben.

Da Alexander am Vorabend der wichtigen Präsentation aber spät nach Hause kommt, bleibt nur noch wenig Zeit zum Packen. Im Schummerlicht der Schlafzimmerlampe packt er schnell zusammen, was er für seine Geschäftsreise braucht. Im Flugzeug denkt er noch stolz darüber nach, dass er nicht einmal seine Zahnpasta vergessen hat. Beim Auspacken im Hotel aber läuft es ihm heiß den Rücken herunter: In der Eile hat er nicht den neuen schwarzen Anzug im modisch schmalen Schnitt eingepackt, sondern den etwas schäbigen dunkelblauen, den er während seiner beruflichen Anfangszeit trug. Doch der hat mittlerweile deutliche Abnutzungserscheinungen und sitzt nicht mehr gut. Das in die Jahre gekommene Material hat beim Transport gelitten und zeigt tiefe Legefalten. Und zu allem Überfluss hat die neue Seidenkrawatte auch noch einen Wasserfleck, vielleicht vom Händewaschen.

Alexander fühlt sich nicht wohl in seiner Haut und strahlt dieses Unbehagen auch während seiner Präsentation aus. Ein gutes Garderobenmanagement hätte verhindern können, dass der schäbige Anzug überhaupt im Schrank hing – und hätte auch die Krawatte in die Reinigung statt auf den Bügel befördert.

Für den souveränen Umgang mit Kleidung bewähren sich folgende Techniken.

Bedarfsanalyse: Die „Survival Wardrobe“ beschreibt die Kleidung, die Sie unbedingt brauchen, um eine volle Woche

Ihres persönlichen Lebensstils passend gekleidet zu überstehen, inklusive Ihrer geliebten Hobbies. Machen Sie sich also zuerst einmal einen Plan, was Sie in dieser Woche brauchen, um Ihr Leben kleidertechnisch abdecken zu können. Das ist das Mindeste, was Sie haben sollten. Als Außendienstmitarbeiter brauchen Sie zum Beispiel eine ganz andere Garderobe als ein IT-Entwickler. Wenn Sie nicht hinter jeden Posten Ihrer persönlichen Liste einen Haken machen können, kann Ihr Stilalltag nicht funktionieren. Bevor Sie nicht alle diese Stücke haben, kaufen Sie nichts mehr nach Mode, Laune oder Gelegenheit – auch wenn es ein Schnäppchen sein sollte. Das schont das Budget und entspannt.

Ein gründlicher Check: Überprüfen Sie zweimal jährlich Ihre gesamte Garderobe auf Aktualität und vor allen Dingen auf die Passform. Ein Teil, das nicht passt oder sitzt, hat in Ihrer Garderobe nichts verloren – genauso wenig, wie man ein abgetragenes Teil aus nostalgischen Gründen behalten sollte (wie Alexander seinen ersten *guten Anzug*).

Räumen Sie Kleidungsstücke, die Sie in einer Saison nicht tragen, also zum Beispiel Sommerkleidung in der Wintersaison, komplett weg. Das schafft Raum und Übersicht im Schrank.

Das Gleiche gilt für Kleidungsstücke, die Sie eine Weile nicht getragen haben oder wo Ihnen Kombinationsmöglichkeiten fehlen. „Aus den Augen – aus dem Sinn" ist der Gedanke dahinter. Oft entdecken Sie die Teile ein halbes

 Jahr später komplett neu. Es ist auch nicht richtig, dass ausrangiert werden muss, was Sie seit einem Jahr nicht getragen haben – das ist einer der größten Stilberater-Irrtümer – entscheidend ist, *warum* Sie es nicht getragen haben.

Das neue System: Beim Durchprobieren Ihrer Garderobe stellen Sie sich Ihre Kleidung zu Kombinationsgruppen zusammen, indem Sie die richtigen Hemden, Pullover und Accessoires den Anzügen, Hosen und einzelnen Sakkos gleich zuordnen. Mag sein, dass Sie ein Sakko mit zwei oder drei verschiedenen Hosen zu verschiedenen Anlässen tragen – dann hängen Sie die Teile dennoch entsprechend hintereinander. So können Sie auch morgens um sechs Uhr fast blind hineingreifen und sind gut angezogen.

Bewahren Sie die Krawatten und Accessoires wie das perfekte Einstecktuch, das Sie in Ruhe und bei Tageslicht zum Anzug passend ausgesucht haben, um den Kragen gelegt beziehungsweise in der Brusttasche auf oder machen Sie eine Notiz/ein ausgedrucktes Foto, was dazu gehört – so haben Sie diese auch bei morgendlicher Hektik gleich im Griff. Reservieren Sie einen Schrankteil für Businessgarderobe, einen anderen für private Kleidungsstücke.

Auf diese Weise wird Ihre Garderobe lebendig. Statt Sie Zeit und Nerven zu kosten, wird sie auf einmal ein verlässlicher Begleiter im Alltag. Es lohnt sich also durchaus, Zeit für die Planung *einmal richtig* zu investieren und bei der ersten Garderobeninventur auch Hilfe in Anspruch zu nehmen. Nur, weil man gerne isst, muss man ja noch lange kein guter Koch sein – und nur, weil man sich jeden Morgen anzieht, auch kein guter Stylist …

Denn Strategie hin oder her: Das Ganze will auch umgesetzt werden. Ein Stilcoaching hilft Ihnen, Ihre persönlich vorteilhaften Farbnuancen zu erkennen und zu sehen, welche Stoffe und Schnitte Ihnen gut stehen. Ein Berater oder eine Beraterin hängt eben nicht sentimental an jedem Kleidungsstück, das eigentlich als Schrankleiche verstaubt.

4 Kleideraufbewahrung

Warum entwickeln wir im Laden Kauflust und Experimentierfreude, die zu Hause auf einmal verblasst? Dort werden Kleidungsstücke meist ansprechend präsentiert, mit Kombinationsvorschlägen gleich zusammengehängt und so dekoriert, dass ein Bild entsteht. Es ist ein bisschen wie mit dem Essen: Das Auge isst immer mit. Und so bekommt man mehr Lust darauf, sich schick zu machen, wenn Kombinationen ein Kompliment versprechen und die Kleidung so aufbewahrt wird, dass sie schon im Schrank gut aussieht.

Herrenausstatter und Kaufhäuser haben in jeder Warengruppe die richtigen Hilfsmittel zur fachmännischen Lagerung. Stellen Sie sich die ansprechende und kompetente Sortierung in Ihrem Kleiderschrank also einfach vor wie ein Geschäft: Die Warenpräsentation macht den entscheidenden Unterschied, ob Sie zugreifen oder nicht.

 Technische Aufbewahrung von Kleidungsstücken: Grundsätzlich sollten Sie zwischen Hänge- und Liegeware unterscheiden, da falsche Lagerung den Zustand der Kleidungsstücke – und damit ihre Optik – herabsetzt. Eine elegante Hose aus ultra feinem Wollstoff liegend in der Kommode verstaut? Das verbietet sich eigentlich von selbst. Ein Pullover oder eine Strickjacke aus schwerer Baumwolle hängend im Schrank? Dadurch beult die Schulterpartie garantiert aus und die ohnehin lose Strickware kann sich aushängen und löcherig wirken. Seien Sie also in der Aufbewahrung Ihrer Kleidung ruhig eher konservativ und weniger kreativ und machen Sie es wie im Laden:

Liegeware: Unterwäsche, Pullover, Strickwaren und Jeans werden in der Regel liegend aufbewahrt. (Im Übrigen müssen Jeans auch nicht gebügelt werden, sie glätten sich und werden geschmeidiger durch das Tragen.)

Hängeware: Sakkos, Hemden und Hosen (außer Jeans) hängen auf Bügeln. Beim Reisen mit dem Auto hat das noch den unschlagbaren Vorteil, dass Sie alles genauso hängend und auf den passenden Bügeln in einem geeigneten Kleidersack unterbringen können und so mit wenigen Handgriffen schon gepackt haben. Der Kleidersack sollte bitte die richtige Länge haben, damit nichts an dessen Boden aufstößt.

Und die Krawatten – falls Sie überhaupt noch welche tragen? Mancher Mann hat eine gesonderte Lagermöglichkeit dafür. Wer sich aber auch im Halbdunkel früher Morgenstunden mit der Kombination nicht vergreifen will, hängt sich die passenden Stücke gleich zum Anzug und Hemd dazu – natürlich wie gesagt geöffnet über die Schulter des Sakkos und leicht unter den Kragen gelegt, so dass sie nicht herabrutschen kann. Denn dass der Krawattenknoten jeden Morgen wieder frisch gebunden wird, ist Gentleman-Ehrensache.

Der richtige Kleiderbügel: Wichtig ist überdies die Wahl passender Kleiderbügel. Natürlich wären Holzbügel in der richtigen Schulterbreite und einer größeren, der Schulter ähnlichen Tiefe die perfekte Lösung – aber wir alle wissen, dass diese viel Platz wegnehmen und ein höheres Gewicht haben. In der Praxis ist es bei vielen Menschen eben doch der vom Laden mitgegebene Plastikbügel, der zum Einsatz kommt. Der aber sollte wenigstens die eigene Schulterbreite haben, damit es keine Beulen an unerwünschten Stellen gibt. Daher sollten Sie auch Drahtbügel aus der Reinigung kompromisslos entfernen und gesammelt bei der Reinigung wieder abgeben. Für die dauerhafte Aufbewahrung von Textilien sind sie nicht geeignet.

Die Fähigkeit, Feuchtigkeit aufzunehmen und für gute Belüftung zu sorgen, ist übrigens auch der Grund dafür, dass Schuhspanner aus Holz für Fußbekleidung aus Leder das Mittel der Wahl sind, die gleiche positive Eigenschaft haben auch Holzbügel. Träger von Hosen haben die Wahl der geklemmten oder gelegten Alternative. Im zweiten Fall sollte für den Transport sichergestellt sein, dass die Hose nicht herabrutschen kann, z.B. durch kleine Reiter, die über die Bruchstelle geklemmt werden, oder eine entsprechende Falttechnik: Dabei werden die Hosenbeine nicht synchron miteinander über den Bügel gelegt, sondern jeweils einzeln von außen nach innen über den Bügel geschlagen, also das rechte Hosenbein von rechts nach links, das linke von links nach rechts. So verschränken sie sich – vergleichbar dem Verschränken der Arme – und sind besser gegen Herabfallen gesichert.

Schließen Sie bei Oberteilen immer den obersten Knopf, um ein Herabrutschen zu verhindern.

Weiter denken: Umweltbewusste Männer haben auch die Frage, wo Kleidung aufbewahrt wird, die man nur kurz getragen hat und die noch nicht in die Wäsche muss. Ein Hemd, das Sie nur einen kurzen Abend über Ihrem Unterhemd getragen haben, muss nicht zwingend sofort gewaschen und gebügelt werden, wenn es nicht verknittert ist und auch sonst keine Gerüche (wie etwa Küchengeruch im Restaurant) darin hängengeblieben sind. Textilien und auch Haare sind übrigens sehr gute Duftträger.

Denn der Zyklus von kurzem Tragen – Wäschetonne – Reinigen/Bügeln – logistischem *Handling* und erneut anziehen ist nicht mehr zeitgemäß: Der Energieverbrauch und der Verschleiß der Fasern durch jedes Reinigen oder Waschen legt nahe, auch damit bewusst umzugehen, denn der größte Umweltfaktor im Lebenszyklus eines Kleidungsstücks ist der Wasserverbrauch. Auch ein Wollpullover beispielsweise, der über dem Hemd getragen wird, kann nach dem Lüften wieder in den Schrank.

Bevor Sie ein eigenes Fach für getragene Teile aufmachen, überlegen Sie bitte, ob „ready to wear“ für Sie passt: Jedes Teil, das im Schrank hängt, hat den Nasentest (nach Lüften) und die gründliche optische Prüfung bestanden und darf wieder zurückgehängt werden. Das hätte besser auch Alexander mit seiner „Präsentations“-Krawatte getan.

Die Schranktauglichkeit bei Oberteilen, insbesondere körpernahen Hemden und Shirts, hängt allerdings auch oft mit dem verwendeten Deodorant zusammen:

Die unbedenklichen „guten“ Deodorants ohne Aluminium hinterlassen nicht selten einen Geruch im Stoff, der zwar nicht nach Schweiß – aber dennoch ungewaschen riechen kann. Die „bösen“ aluminiumhaltigen Antitranspirants, denen eine krebserregende Wirkung nachgesagt wird, riechen neutral und lassen eher einen zweiten Gebrauch des Kleidungsstücks zu. Was direkten Hautkontakt hat, kommt daher meistens nach jedem Tragen in die Wäsche.

5 Unterwäsche – das richtige Darunter für das perfekte Darüber

Von den muskulösen Models mit Waschbrettbauch darf man sich nicht entmutigen lassen.

 Die Unterwäsche steht für Ihr Wohlbefinden – und wirkt sich daher auch auf Ihre Leistung aus. Denn das Hautgefühl beeinflusst subtil und trickreich die ganze Erscheinung, die Körperhaltung, Bewegung und Ausstrahlung. Was muss das moderne Darunter können, um Sie in Top-Form zu halten?

Trotz der nüchternen Betrachtung der Performance sollten wir uns klar machen, dass Wäsche auch ein sehr emotionales Thema werden kann – spätestens dann, wenn außergewöhnlicher Geschmack auf Funktionsanhänger oder Befürworter des Slips auf Liebhaber der Boxershorts treffen. Wie immer wird auch hier nicht bewertet, und Sie sollten Ihren Vorlieben nachgehen, sofern sie die folgenden Anforderungen erfüllen. Dennoch dürfen Produktbeschreibungen ruhig auch auf den emotionalen Aspekt eingehen – statt technischer Videos – und dem Selbstbewusstsein Rechnung tragen, das durch gekonnte *Underwear* entsteht.

Worauf achten Sie ab jetzt beim Wäschekauf?

Die Kontur darf nicht abzeichnen oder auftragen: Mit dem Trend schmal sitzender Herrenhosen erhöht sich auch der Anspruch an flache Nähte oder nahtlose Kantenverarbeitung der Wäsche. Während vor einer gefühlten Ewigkeit noch bedeutsam war, dass der Beinabschluss mit Gummizug der Herrenunterhose die Durchblutung nicht störte, liegt die Messlatte heute mehr denn je in der optischen Betrachtung: Die Silhouette sollte von allen Seiten *wie aus einem*

Guss und nicht unterbrochen aussehen. Folgerichtig passen weite, stoffreiche Boxershorts, die früher in den 80er Jahren einen Hype erlebten, nur unter weit geschnittene Hosen. Und auch ein Unterhemd darf nie so lang sein, dass sich sein Stoff um die Hüfte knautscht und die Figur verdirbt.

Die Farbe ist unsichtbar: Unter hellen Sommerhosen aus leichtem Stoff wie Chinos oder Leinenhosen gleicht eine dunkle Unterhose einer Todsünde. Der Produzent hat es ja schon schwer genug, die für Hosen üblichen Taschen und Taschenbeutel so zu verarbeiten, dass die doppelten Stofflagen und Nahtzugaben nicht stören. Über dunkler Wäsche aber (und auf dunkler Haut) entstehen wüste Linien.

Das gleiche Problem stellt sich unter reinweißen Herrenoberhemden, je leichter im Warengewicht, desto mehr: Ein Mann, der Brusthaar trägt und nicht dem Hairfree-Kult verschworen ist, wird darunter ein Hemd oder Shirt bevorzugen, damit das Haar nicht durchschimmert. *Weiß unter Weiß* aber produziert ebenfalls Linien.

Die einzige Lösung sind hautfarbige Unterhemden, die es zum Glück inzwischen gibt. Und nicht nur das, die Profis unter den Wäscheherstellern bieten inzwischen sogar verschiedene Hauttöne an – von einem dunkleren, goldigeren Ton bis hin zu einem „Light Skin“, das sich auch auf heller Haut optisch einblendet. Übrigens: Schon ein gebrochen weißes Oberhemd – manche nennen es auch „champagner“, „offwhite“ oder „chamois“ – hat mehr Deckkraft als ein bleich-weißes und ist ohnehin vorteilhafter für den Teint – auch Ihren.

Als Bekleidungselement wird Ihr Darunter nicht wahrgenommen: Die *Casualisierung* des textilen Zeitgeistes leistet dem Unterhemd überhaupt wieder mehr Vorschub: Schließlich kann ein Dresscode, der auf Sakko und Krawatte verzichtet, auch eine ziemlich kühle Sache werden, nicht nur farblich. Und nicht jeder schätzt den Feinstrickpullover darüber.

Wer aber mehr als einen Knopf oben offen tragen möchte, adelt seinen Style, wenn er dann auch konsequenterweise einen V-Ausschnitt oder einen halsfernen Ausschnitt beim Unterhemd wählt. Denn dies ist nicht etwa Teil eines Twinsets, sondern ein fast intimes Detail, das als Bekleidungselement nicht wahrgenommen werden sollte.

Ein gutes, ausbalanciertes Körperklima: Männer mit einer gefühlt höheren Körpertemperatur schätzen die Sicherheit eines Shirts mit Ärmeln, auch unter blickdichten farbigen Hemden. Auf dunklen Stoffen ist Transpiration nämlich stärker sichtbar. Dazu kommt, dass manche modische Hemdenhersteller auch Mischgewebe oder synthetische Stoffe einsetzen, die ein geringes Feuchtigkeitsaufnahmevermögen besitzen. Durchfeuchtete Synthetikware kann einen sehr unangenehmen, seifigen Griff bekommen, von eigens für den Sport entwickelten Spezialfasern mal abgesehen. Da sollte zumindest das Unterhemd aus saugfähiger Baumwolle sein. Bei manchen Unterhemden mit Ärmeln finden Sie neu auch extra saugfähige doppelte Baumwollstofflagen, die als Spickel unter dem Arm eingearbeitet werden.

Hygienefreundliche Textilpflege: Die gute alte Cottonfaser hat zudem den Vorteil, dass sie auch bei hohen Temperaturen gewaschen werden kann, was Chemiefasern nicht vertragen. Und nur ab 60 Grad Waschtemperatur werden Bakterien und Keime zuverlässig vernichtet.

Zuverlässige Passform, die bei Bedarf unterstützt: Ob schmale Jazz-Pants, breiterer Slip oder Shorty mit angeschnittenem Bein – ob Träger- oder Ärmelshirt: Das Ganze darf auch gut zur Figur und Körperproportion passen, sollte formstabil sein und bei Bedarf auch die Silhouette unterstützen. Dabei finde ich, dass der englische Begriff „enhance", der außer „anheben" auch mit „aufwerten" übersetzt werden kann, besser klingt als das etwas grobtönende „push-up". Und wenn Größe und Passform stimmen, ist auch die Formgebung überhaupt gewährleistet. Darum sollten Sie auch unbedingt die nächstkleinere Größe kaufen, wenn Sie Gewicht verloren haben – damit nicht ein unfreiwilliger *Windelhintern* Ihrem Sieg über die Pfunde den Reiz nimmt.

6 Kleiden wie ein Profi – was sich über die Finessen der Herrengarderobe zu wissen lohnt

Hand aufs Herz: Nehmen Sie sich als Mann genügend Zeit, Ihre Garderobe so zusammenzustellen, dass Sie Ihnen dient

– und nicht umgekehrt? Dann haben Sie vielen anderen Leuten Ihres näheren Umfelds etwas voraus.

Gehen wir mal davon aus, dass Sie Ihre „Survival Wardrobe“ passend zu den Anforderungen Ihres Lebensstils bestückt haben, wie im Kapitel über den Relaunch im Kleiderschrank beschrieben. Wenn Sie also beispielsweise offizielle Abendveranstaltungen und repräsentative Aufgaben wahrnehmen, bringt Sie keine Einladung so schnell in Verlegenheit: Sie besitzen bereits eine Weste zu Ihrem dunkelsten Anzug, um diesen mit entsprechendem Hemd, Schuhen und Accessoires zu einem festlichen Outfit *aufrüsten* zu können. Ganz sicher besitzen Sie dann auch einen Smoking und müssen diesen nicht leihen, wodurch auch die Längenproportionen auf Sie abgestimmt sind. Der edle Effekt entsteht durch das Satinrevers oder den -schalkragen sowie die Satinstreifen anstelle der seitlichen Hosennaht. Zum Schalkragensmoking wird auch ein Kummerbund getragen, dazu Lackschuhe. Zum Glück ist die Gesellschaftskleidung bei Herren sehr rituell und lässt sich nachlesen.

Warum sollte nicht auch der Rest Ihres Kleiderschranks nach Anlässen wie *Smart Business* und *Business* sortiert sein? Das gilt übrigens auch für Frauen – diese haben Ihnen nur ein Bekleidungsstück voraus, das für Männer bis heute ein unlösbares stilistisches Problem aufwirft: Die Handtasche. Bis das zufriedenstellend gelöst ist, bleibt einem Gentleman nur, die persönlichen Effekte auf die verschiedenen Taschen und Innentaschen sorgsam zu verteilen. Und der strategische Blick auf die Details, die Kleidung gut machen – und welche Sie bei Maßkleidung sogar selbst beeinflussen und mitbestellen können. Da das Verkaufspersonal nicht in allen Geschäften gut ausgebildet ist, machen Sie mit folgendem Wissen auch beim Herrenausstatter eine gute Figur.

Oberstoffe: Die für Herrenanzüge üblichen Wollstoffe werden mit „Super" und einer Zahl dahinter angegeben. Diese Zahl benennt, wie viele Laufmeter des Wollgarns 1 Gramm wiegen. Somit ist eine Super 120-Ware feiner (und dünner) als eine Super 100-Ware. Das ist wichtig, wenn man viel sitzt und sich an den Sitz- und Auflageflächen schnell blanke Stellen bilden. Oder wenn Sie (wie einer meiner Lieblingskunden) im Anzug mit dem Fahrrad zur Arbeit fahren – eine wahre Herausforderung an die technischen Eigenschaften des Gewebes. Mittlerweile werden extrem feine Garne bis Super 200 verwoben, die aber so ultrafein sind, dass sie in einem Tagesgeschäft mit Meetings, im Zug, Flugzeug oder im Auto nicht lange halten werden.

Komposition nennt man die Anteile der Fasern in einem Stoff. Das können sowohl Mischungen aus Natur- und Synthetikfasern sein als auch Fasermischungen innerhalb einer Fasergruppe. In der Regel versucht man aber durch die Komposition verschiedene Fasereigenschaften zu verbinden: Wolle als Naturfaser ist anfälliger für Aufrauen, dafür hat sie ein höheres Feuchtigkeitsaufnahmevermögen – nimmt also Schweiß besser auf und sorgt somit für ein gutes Körperklima Ihres Anzugs. Dafür bringen synthetische Chemiefasern eine höhere Stabilität mit und lassen den Stoff länger halten. Die Zusammenstellung muss im Etikett der Kleidung nach Textilkennzeichnungsgesetz (TKG) angegeben sein – schon allein, damit Ihre Reinigung weiß, wie sie das Kleidungsstück zu behandeln hat.

Warengewicht: Als Ganzjahresqualität bezeichnet man Stoffe für Anzüge aus Wolle oder Woll-Mischgeweben, deren Gewicht zwischen 280 und 330 Gramm pro Laufmeter Stoff liegen. Dabei definiert sich ein Laufmeter bei Wollstoffen in Webstuhlbreite, also abzüglich der Webkante meist 1,48 cm Nutzbreite. (Die Gewichtsangabe von Baumwollstoffen für Hemden und Blusen dagegen wird in Quadratmetern angegeben, was oft zur Verwirrung führt.)

Diese sogenannte *Grammage* oder *Grammatur* ist an Sommertagen noch erträglich und auch für die Wintersaison in Innenräumen genau richtig. Bis 280 g pro Laufmeter (lfm) spricht man von Sommerware, über 330 g/lfm von Winterware, wobei die leichten Qualitäten im Business inzwischen überwiegen und auch Sommerwaren als ganzjährig deklariert werden. Manche Maßanbieter geben das Warengewicht mit der Komposition an. Sie wissen ja nun, dass leichte Stoffe aus reiner Schurwolle schnell durchscheuern, weil Wolle eine instabile Faser ist, die sich schnell abreibt. Ein höheres Warengewicht trägt daher auch zu etwas besserer Haltbarkeit bei. Aus diesem Grund hat man Uniformen früher auch meist aus sehr dicken und schweren Stoffen gefertigt, die ein wenig an Rüstungen erinnerten. Heute wird das über höhere Polyesterfaseranteile geregelt, die eine höhere Scheuerresistenz haben.

Futterstoffe in Sakkos können das Wohlbefinden heben oder massiv senken: In 100 % Polyester schwitzt man schneller als in Viscose/Acetat. Dafür ist das formstabile Polyester ideal als Futter für Taschenbeutel, die mit Schlüssel, Handy oder Börse manchmal stark belastet werden.

Längenkontrolle: Sind Ärmel und Hosenbeine zu lang, wirkt der Träger fast kindlich und weniger kompetent als er ist. Das Hosenbein macht im Stehen einen Knick – nicht zwei oder drei. Der Ärmelsaum des Sakkos endet an der Handgelenkwurzel, so dass die Manschette 1,5 bis 2 cm herausschauen kann. Die modische Avantgarde trägt den Ärmel sogar noch kürzer und zeigt entsprechend mehr Manschette.

Hemdenstoffe: Gerade weiße Hemdenstoffe brauchen so viel Gewebedichte, dass sie nicht durchscheinend sind, sonst sieht man jedes Haar darunter. Einen glatten Popeline halten Sie gegen das Licht oder legen einen dunkleren Gegenstand, z.B. einen Stift, darunter, um die Transparenz zu testen. Oder Sie greifen gleich zum voluminösen, reichen Oxford-Gewebe. Noch etwas: Wer stärker schwitzt, lässt bügelleichte Hemdenstoffe sein. Die nachträgliche Ausrüstung dichtet das Gewebe ab – anders übrigens als das Mercerisieren, ein Verfahren, das für einen schönen Glanz im Stoff und eine wertige Optik sorgt. Auf beides gehe ich in Kapitel 10 noch genauer ein.

Strickwaren sollten weniger aus neutralen Farben wie Schwarz oder Marine sein als vielmehr aus der Gruppe der sogenannten Basisfarben wie Rottöne, mittlere Blautöne und Grün. Nur so lassen Sie sich zu allen Unterteilen kombinieren.

Auch Ihr **Mantel** wie der Trenchcoat, der schon Humphrey Bogart unwiderstehlich machte, darf aus einer helleren Farbe sein. Ein schwarzes Modell etwa würde zum anthrazitfarbenen Anzug nur noch langweilig aussehen und Ihnen den dynamischen Touch nehmen, den Sie sicher vermitteln wollen.

7 Safer Dress – die Ausstrahlung, die durch Vorbereitung entsteht

Vor wichtigen Meetings oder Präsentationen brauchen Sie den Kopf frei für die mentale Vorbereitung – immerhin kann ein Betriebsunfall wie bei Alexander (in Kapitel 3) Ihre ganze Überzeugungskraft kosten. Das folgende Tool kann Ihnen die Auswahl der Kleidung für die entscheidenden Momente Ihres Berufslebens erleichtern.

Gehen wir davon aus, dass Ihr Kleiderschrank durch ein vorangegangenes Stilcoaching und eine Garderobeninventur auf einem top-aktuellen Stand ist:

- Alle Kleidungsstücke entsprechen in Stil und Farbgebung Ihrem Typ und Lebensstil.
- Alle Teile sitzen von der Passform her perfekt.
- Die Schnitte entsprechen dem Zeitgeist und wirken modern.
- Die Sortierung in Ihrem Schrank unterscheidet zwischen *Business* und *Privat*.
- Sie haben Outfits griffbereit zusammengehängt.
- Alle Kleidungsstücke im Schrank sind „ready to wear".

Dann sparen Sie beim Anziehen schon viel Zeit. Dennoch fehlt die Trennung nach verschiedenen Anlässen. Außerdem wirkt das Hängen nach Kombinationen relativ fixiert und lässt wenig Spielvarianten zu. Die nächste Frage widmet sich den Accessoires: Welche Schuhe/Strümpfe oder Manschettenknöpfe gehörten nochmal dazu? Welche Uhr und welches Hemd?

Notizzettel im Schrank sind eher chaotisch, und dann wäre da ja noch die Zuordnung nach den Dresscodes ... Für Vorträge, Präsentationen und gesellschaftliche Events, die Ihnen wichtig sind, hilft diese Technik:

Das Ziel: Sie haben alle möglichen Outfits in den verschiedenen Kombinationen digital zur Verfügung und können deren Wirkung abschätzen, weil Sie per Mausklick entscheiden können, wie Sie für diesen Event/am nächsten Tag aussehen und wirken möchten. Außerdem lässt sich das Outfit schon in der Vorbereitung – zum Beispiel in Abstimmung mit der Bühnentechnik – auf eine räumliche Situation oder Lichtverhältnisse abstimmen.

Aufnahme: Sie fotografieren Ihre ganz persönlichen Kombinationen in allen Varianten, zum Beispiel mit verschiedenen Schuhen oder Accessoires, am eigenen Modell und mit Selbstauslöser ab. Achten Sie darauf, dass Details wie die passende Uhr erkennbar sind. Die Fotos können Sie später nach Belieben zuschneiden. Dadurch sehen Sie sich, wie andere Sie auch sehen und können die Angemessenheit für einen Anlass besser bewerten.

Das kostet im ersten Schritt relativ viel Zeit, weil jede Kombination angezogen und abgelichtet werden muss. Sie sollten sich auf den Fotos auch gefallen, weil Sie diese eine Weile immer wieder nutzen und ansehen werden. Daher sind ein ruhiger Hintergrund, gute Laune und eine vorteilhafte Beleuchtung wichtig. Das Format der Bilder sollte einheitlich sein, wobei die E-Mail-Größe für die Darstellung am Bildschirm ausreichend ist.

In der nächsten Ära der digitalen Entwicklung sieht die Phase *4.0 robotic* Echo-Assistenten vor, welche auf Zuruf einen Look abfotografieren – auch von allen Seiten –, um ihn anschließend mit den Freunden in den sozialen Medien zu teilen. Außer Fotografieren wird das neue Gerät, das nicht etwa erst in der Planung, sondern von einem einschlägigen Internetgiganten längst entwickelt ist, auch Kleidungsstücke aus Ihrer Garderobe zum Kauf anbieten – oder Ihnen neue Modevorschläge machen, die sich aus Ihrem Konsum der Vergangenheit errechnen. Da ist kein Platz mehr für neues Denken oder ein neues Selbstverständnis.

Die Verantwortung für Ihren persönlichen Stil wollen Sie aber nicht an einen kleinen, umsatzgetriebenen Roboter abgeben, davon bin ich überzeugt.

Anlässe: Sie definieren Kategorien für Anlässe, die Ihr ganz eigenes Leben spiegeln, zum Beispiel

- Vorträge/Präsentationen/wichtige Kundentermine
- Büro ohne Termine/Casual Friday
- Essengehen mit Freunden/private Einladungen

Zuordnen: Dann kopieren Sie die zum jeweiligen Anlass passenden Fotos in die Kategorien. Es kann sein, dass ein Outfit für verschiedene Gelegenheiten passt. Dann verwenden Sie manche Fotos einfach mehrmals.

So finden Sie die perfekte Wohlfühlkombination für jeden Termin in kürzester Zeit und haben den Kopf frei für das eigentlich Wichtige: Ihre Aussage.

8 Zeitgeist und Krawatte – passen sie zusammen?

Ketzer behaupten, dass man das Alter eines Mannes an der Krawatte ablesen kann. Das Tragen des traditionellen Binders sei, so heißt es, eine Sache für die Generation, die heute über vierzig ist. Andere Kenner, die sich dem gehobenen

Kleiderstil verschrieben haben, wollen das Alter dagegen an der Krawattenbreite festmachen, je nachdem ob sie dem herrschenden Trend entspricht. Wer hat nun recht – oder sollten beide ihre Haltung noch einmal relativieren?

Krawattenbreite: Das markanteste textile Accessoire in der Herrenkluft ist doch wie kein anderes mit Stil und Geschmack verbunden. Und Stil ist bekanntlich nicht Mode. Ein Gentleman wird die Krawattenbreite daher eher danach abstimmen, ob sie mit der Breite des Revers, der Schulterbreite und der Brustbreite harmonisch ist. Denn ein Mann mit großzügigem Format wirkt mit einem zu schmalen Modell genauso unproportioniert wie ein Leptosom mit einem zu breiten. Nicht zu unterschätzen ist auch die Beziehung, die mancher zu liebevollen Geschenken und Erinnerungsstücken entwickelt haben mag – da kann man nur hoffen, dass die nostalgischen Teile geschmackvoll designt sind. Und schließlich taugt, was *in* ist, in den seltensten Fällen dazu, Ihre Einzigartigkeit herauszustellen.

Krawattentypen: Womit wir beim Typ sind. Auf der Suche nach dem eigenen Stil sollte Ihre erste Frage vor allen anderen lauten: „Wie viel Zeit bin ich überhaupt bereit, dem Thema Kleidung und Styling in meinem (Berufs-) Alltag zu widmen?" Denn es gibt natürliche und aufwendige Stile. Ein sportlicher Mann beispielsweise kann seine Körperhaltung komplett verändern, sobald er die Krawatte erleichtert ablegen darf. Dann entspannt sich sein ganzes Dasein. Dieser Vorschlag ist übrigens auch ein heißer Tipp für die Moderation von *Business-Casual*-Events nach einem langen Arbeitstag, weil sich viele Herren sofort wohler fühlen werden. Der Effekt funktioniert aber auch umgekehrt: Mit formeller Kleidung und korrekt gebundenem Knoten wird auch die Haltung förmlicher, die Stimme gesetzter, die Worte gewählter. Und das kann in bestimmten Situationen strategisch genau richtig sein, etwa wenn ein definierter Dresscode es verlangt oder wichtige Termine anstehen. Im Business gilt daher: Die Branche/Firma gibt den Rahmen vor – und damit den Dresscode. Innerhalb dessen ist Individualität möglich und erwünscht.

Ist der „Krawatten-Schmäh" angesichts dieser Tatsachen noch zu vertreten? Der stilvolle Einsatz der Krawatte und die Frage, ob überhaupt, konzentriert sich doch besser auf diese Überlegungen:

Formalität: Wie viel davon verlangt Ihr Beruf bzw. der aktuelle Anlass? Die Entscheidung *für* kann im falschen Moment genauso eine ungewollte Distanz aufbauen, wie sie im umgekehrten Fall „underdressed" und nachlässig wirken kann.

Der Empfänger: Wer ist Ihr Gegenüber und wen wollen Sie überzeugen? Kleidung sollte empfängerbezogen sein. Wenn Ihr Kunde beispielsweise den hemdsärmeligen Stil pflegt, wirkt der dunkle Anzug ignorant und übertrieben.

Ich selbst: Fühlen Sie sich grundsätzlich mit einer Krawatte wohl oder unterbindet sie gefühlt Ihre Energie? Falls Sie die Wahl haben, ist diese Überlegung relevant.

Die richtige Breite: Welche ist perfekt für Ihre Proportion? Ein Mann mit Stil macht nicht jeden beliebigen Trend mit. Wenn der Markt nicht hergibt, was Sie gut aussehen lässt, muss Ihr gut sortierter Lagerbestand im eigenen Schrank ausreichen, bis bessere Zeiten kommen.

Style: Entsprechen die Dessins Ihrer Körperlinie? Von vorne in einer imaginären Schattensilhouette betrachtet lässt sich immer eine vorherrschende Körperlinie erkennen, gerade oder geschwungen. Prägnante Muster sollten diese Linie wieder aufnehmen.

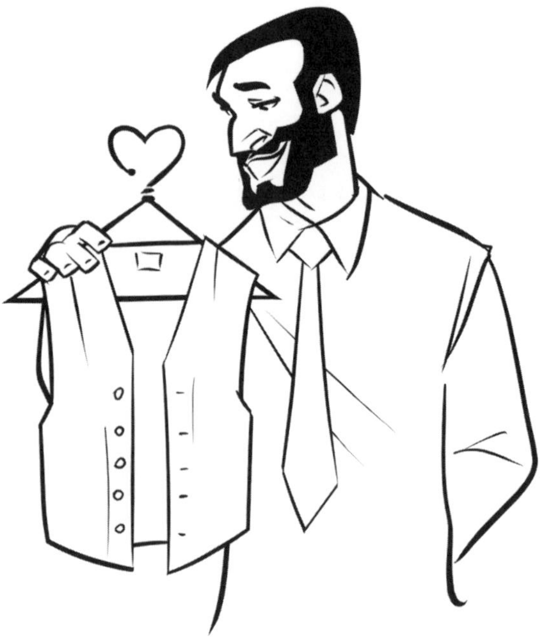

9 Frack/Smoking/Cut/Gehrock/Anzug

Ein Mann braucht nicht von der Queen zum „Sir" geadelt zu werden, um die gehobene Herrenkleidung zu mögen und sich darin wohlzufühlen. Im Gegenteil: Immer mehr sehr junge „Gentlemen", die eben noch in Schule und Studium unterwegs waren, lieben es, sich in die Feinheiten der traditionellen Gesellschaftskleidung einzudenken und darin zu kleiden. Abi-Bälle und festliche Events haben bei der nachwachsenden Generation Hochkonjunktur, und die Jogginghose im Supermarkt rangiert bei vielen jungen Menschen als stillos.

Mit dem folgenden Wissen sind Sie für die Diskussion mit Ihrem *Filius* (lat. Sohn) gewappnet, wenn er zu diesen gut informierten Stilvollen gehört.

Der Frack: Er zeichnet sich durch seine vordere gerade Saumkante auf Taillenhöhe, seine Schöße, die *Schwalbenschwänze* hinten, das seidenbelegte Revers und die – im Gegensatz zum Smoking – zwei Seitenstreifen entlang der seitlichen Hosennaht aus. Fred Astaire, ein US-amerikanischer Tänzer, Choreograf und Schauspieler, dessen Tanznummern im Film Legende sind, wurde darin berühmt. Dass uns die Atmosphäre und Kleiderkultur von Musicals bis heute bewegt, zeigt nicht zuletzt der überwältigende Erfolg des Oscar prämierten Films „La La Land" (USA 2016), der unter seinen rekordähnlichen Ernennungen auch für die besten Kostüme nominiert wurde. Obwohl Hauptdarsteller Ryan Goslin ihn nicht trug, verbreitet der Frack bis heute das Flair einer goldenen Ära.

Das Frackhemd dazu hat eine gestärkte Brust und einen Kläppchenkragen mit umgelegten Kragenecken, welcher den Querbinder, wie die – in diesem Fall weiße – Fliege auch genannt wird, besonders schön zur Geltung bringt. Dazu kombiniert ein Gentleman Lacklederschuhe und eine Frackweste oder stattdessen einen Kummerbund, außerdem Manschettenknöpfe und Taschenuhr.

Der gesellschaftliche Dresscode, zu dem *Frack* angesagt ist, beschränkt sich auf hochoffizielle Gelegenheiten. Dirigenten und Orchestermusiker tragen ihn. Aber wer weiß – vielleicht tritt ein Popstar der Neuzeit als Gegentrend zu Jeans-und-Sneakers eines Tages im Frack auf – wie damals Fred Astaire.

Der Smoking: Die „Black Tie“, die schwarze Fliege beim Mann wird klassischerweise zum Smoking kombiniert, den Sie am Satinrevers oder -schalkragen und den schon weiter vorne beschriebenen Satinstreifen (Galons) entlang der seitlichen Hosennähte erkennen. Zum Schalkragensmoking wird auch ein Kummerbund getragen. Viele Herren greifen bei diesem Dresscode aber auch zum dunklen, dreiteiligen Anzug mit Weste und ergänzen ein festliches Hemd mit

Bisen oder verdeckter Knopfleiste, Umschlagmanschette, Manschettenknöpfen und Einstecktuch.

Den dazu passenden Bekleidungsvermerk finden Sie bei gesellschaftlichen Festen wie einer Gala oder als Abendeinladung eines internationalen Kongresses mit Mehrgang-Menu. Manchmal steht auf der Einladung auch einfach nur „Festliche Kleidung". Aber auch hier suchen junge Menschen immer mehr Einsatzmöglichkeiten und nutzen den Style, um ein persönliches Wertegefühl auszudrücken.

Der Cut steht für „Cut away", weil seine durchlaufend geschwungene Vorderkante durch das Wegschneiden der vorderen Jackenteile im Schnitt entsteht. Als Frack für den Tag war der Cut bisher diplomatischen Funktionen oder hochoffiziellen Anlässen während des Tages vorbehalten. Klassischerweise wird dazu eine Streifenhose ohne Umschläge kombiniert, außerdem eine Blume im Revers-Knopfloch. Etwas alltagstauglicher in der Herrengarderobe wirkt dieses Bekleidungsstück:

Der Gehrock: Er leitet sich aus den deutlich taillierten, längeren Reitmänteln ab und besticht heute als maximal knielange, leicht taillierte Jackenform mit geraden Saumkanten für Herren und Damen. Gerade hoch gewachsene Männer sehen großartig darin aus, und wer sich darin wohl fühlt, wird viele Blicke auf sich ziehen.

Der Anzug: Er bedeutet, dass Ober- und Unterteil aus einem Stoff sind. Es gab aber eine Zeit, als das echter Luxus war, denn in den Jahren der Armut nach dem Zweiten Weltkrieg wurden Anzüge meist nur noch zweiteilig ohne Weste gefertigt, um Stoff zu sparen. Daher entwickelten findige Schneider die Kombination für den Mann mit unterschiedlichen Stoffen bei Sakko und Hose. Denn sie erlauben mehr Abwechslung auch bei kleiner Garderobe. Heute denken wir kaum noch über Stoffarmut nach – aber die Historie erklärt, warum der Anzug unserer heutigen Zeit seinen Stellenwert bekam: Mann musste ihn sich leisten können.

Er stand und steht symbolisch für gute(s) Wirtschaft(en).

Für viele Manager ist der durchgehende Anzug auch in Zeiten der *Casualisierung* das Kernelement ihrer Businessgarderobe, weil der einheitliche Stoff formell wirkt und mental schützt. Die Passform sollte nicht nur in der Größe richtig sein, sondern auch die möglichst perfekten Maße haben. Der Stoff kann im täglichen Geschäft eine edle, hochwertige Ganzjahresqualität sein, wie erwähnt zunehmend auch bei Herrenkleidung mit Elastananteil. Je weniger Garderobe Sie besitzen, desto weniger Wiedererkennungswert dürfen die einzelnen Teile haben, damit Sie sie öfter anziehen können.

10 Kleine Hemdenkunde

Wieviel Aufmerksamkeit schenken Sie diesem körpernahen Stiefkind der männlichen Kleidung? Zugegeben, dass Herrenoberhemd war früher die Unterwäsche eines Mannes, die – nahe an der Haut – in erster Linie die Funktion der Feuchtigkeitsaufnahme und des guten Körperklimas hatte. Heute gibt es Unterhemden oder Achselpads.

Manche besonders etikettebewusste Gentlemen ziehen im Hochsommer ihr Sakko nicht mehr aus, weil sie fürchten, anderen den Anblick von Schweißflecken auf dem Hemd zuzumuten. Diese Höflichkeit ehrt sie, nur fühlt sich vielleicht auch eine halbwegs sensible und zugewandte Begleitung nicht wohl, wenn der Mann deswegen Hitze leiden muss. Gerade bei körpernah geschnittenen modischen oder Maßhemden mit einem engeren Armausschnitt sind Achselpads eine Erleichterung, die man bei Bedarf auch mehrfach an einem langen Sommertag – womöglich noch mit einem *Date* am Abend – austauschen kann. Sofern das Oberhemd nämlich nicht reinweiß und aus dünnem Stoff ist, sind die hygienischen Helfer, die im Drogeriemarkt neben den Deodorants angeboten werden, unsichtbar und diskret.

Oberhemdenstoffe haben auch heute in erster Linie eine Aufgabe: Sie sollen hautsympathisch sein, das heißt, dass Sie nur beim Anziehen fühlen, was sie auf der Haut haben, und danach beim Tragen nicht weiter darüber nachdenken. Zumindest bei normalen Tätigkeiten und normalen Temperaturen.

Um diesen Anspruch eines guten Körperklimas zu erfüllen, wurden traditionell Leinen und Baumwolle, also pflanzliche

Naturfasern mit einem relativ hohen Aufnahmevermögen für das Aufsaugen von Schweiß eingesetzt – unsere textile Vergangenheit vor der Erfindung von Synthetiks hat ja so manche Weisheit parat.

Da Leinen aber nicht edel, sondern einfach nur furchtbar knittert, hat Baumwolle in der Hemdengeschichte das Rennen gemacht. Heute gibt es neben reinen Baumwollhemden immer mehr auch Cotton-Polyester-Mischungen, welche die Trageeigenschaften, insbesondere das Bügelverhalten, verbessern. Die reine Baumwollfaser dagegen knittert immer. Das ist ihr Naturgesetz. Bügelleichte 100 %-Baumwollhemden gibt es nur mit chemischer Behandlung – die wiederum das Gewebe abdichtet und nicht mehr atmungsaktiv ist.

Dabei ist *Poly* nicht so schlecht wie sein Ruf: Da Polyesterfasern aus einer flüssigen Spinnmasse gezogen werden und sogenannte *Endlosfilamente* mit glatter Oberfläche ergeben, sind sie auch glatt auf der Haut und wenig allergen. Aber sie saugen auch wenig Feuchtigkeit auf und sind bei körperlicher Aktivität schnell nass.

Gegenüber mit Chemie als *bügelfrei* oder *easy care* ausgestatteten Stoffen gibt es aber noch das Verfahren des Mercerisierens.

Mercerisieren ist ein Veredelungsverfahren, das in der Herstellung von Baumwollstoffen eingesetzt wird. Dabei wird das Garn unter Zugspannung konzentrierter Natronlauge ausgesetzt, wodurch sich der Querschnitt der Faser verändert und rund wird. Außerdem schrumpft die Faserlänge um bis zu 25 %, was der Faser mehr Festigkeit gibt. Auffällig sind bei mercerisierter Baumwolle der hohe Glanz und der geschmeidige Griff, der als seidenähnlich empfunden wird. Die Strukturveränderung ist bleibend – anders als die nachträglich auf das fertige Gewebe aufgedampfte sogenannte *Ausrüstung*, die sich mit der Zeit herauswäscht, und verbessert außer den Trageeigenschaften auch die Färbbarkeit des Gewebes sowie die Ausstrahlung der Farbe. Mercerisierte Baumwolle gilt daher als hochwertig und besonders angenehm zu tragen.

Zudem wurde hier nur das Garn behandelt, das fertige Gewebe hat aber eine Luftdurchlässigkeit, welche das nachträglich ausgerüstete (und damit abgedichtete) Gewebe nicht mitbringt.

Weitere Begriffe, die Ihnen bei Hemden oft begegnen:

Vollzwirn nennt man ein Garn, das aus zwei Fäden verzwirnt und erst dann zu einem Stoff verwoben wird. Hemden daraus haben einen weichen Griff und lassen sich leicht bügeln.

Fil-à-Fil (franz. Faden an Faden): Die Technik verwendet verschiedene im Webstuhl dicht aneinandergelegte Garnfarben. Stoffe daraus sind fein und komfortabel und finden sich bei optisch einfarbigen Hemden.

Oxford ist ein edler, schwerer und belastbarer Hemdenstoff. In der Kettrichtung (längs im Webstuhl) werden zwei feine Garne aufgespannt, in Schussrichtung (quer) nur eines, das dicker ist. Durch diese spezielle Technik erhält der Stoff seinen reichen, voluminösen Griff.

Popeline ist ein leichtes Gewebe, das für Hemdenstoffe und Sommerwaren eingesetzt wird. Längs im Webstuhl werden die Garne nur dichter gepackt, wodurch ein dichtes, glattes Gewebe entsteht.

Extratipp für die Hemdenwäsche: Bitte behalten Sie die Wäschemenge im Blick: Während Handtücher und Bettwäsche beispielsweise eine dichte Ladung in der Maschine vertragen, tun das Ihre feinen Businesshemden nicht. Wählen Sie also eine geringe Füllmenge bei diesen feinen Sachen.

Der Sitz: Ein Herrenhemd sollte besonders am Kragen gut sitzen: Zwei Fingerbreiten – aber nicht mehr – dürfen beim zugeknöpften Hemd dazwischen passen. Oft werden besondere Maße von der Standardkonfektion nicht ausreichend bedient: Ein sehr schlanker Mann mit entsprechend kleiner Kragenweite und langen Armen beispielsweise ist oft angewiesen auf Angebote mit extralangem Arm – aber das heißt noch lange nicht, dass der Kragen passt. Da sind Maßhemden eine Lösung, die heutzutage absolut erschwinglich sind.

Genauso geht es Herren mit einem kräftigen Hals – zum Beispiel durch viel Sport. Da sind die Ärmel oft zu lang. Ein mangelndes Angebot kann heute aber nicht mehr entschuldigen, dass ein Mann im Business Kragenweiten trägt, die abstehen oder einschneiden.

11 Die Herrenweste

Sie ist eines der attraktivsten und vielseitigsten Bekleidungsteile in der Herrengarderobe – und wird doch zu oft lediglich als drittes Teil eines Anzugs verkauft.

Die Weste gibt der ganzen Erscheinung Formalität – weshalb sie ja auch integrativer Bestandteil der gesellschaftlichen Kleidung vom Frack bis zum dunklen Anzug ist –, aber sie ist im Sommer auch ein glaubwürdiger Ersatz für das Sakko oder gibt einer Jeanskombination den gewissen Businesstouch. Als Teil eines Anzugs wurden Herrenwesten früher grundsätzlich mit Futterrücken ausgestattet, damit der Stoff nicht aufträgt und das Sakko beim An- und Ablegen besser gleitet. Allerdings wurden Anzüge damals aus dickeren Stoffen gefertigt. Die leichten Gewebe moderner Anzüge erübrigen diese Überlegung, zumal Futterrückenwesten schnell mit *Kellnerwesten* assoziiert werden.

Jeder Mann sollte seinen dunkelsten Anzug mit einer Weste wählen, um diesen bei Bedarf mit dem passenden festlichen Hemd und weiteren Accessoires auf *Smart Business* stylen zu können.

 Der unterste Knopf wird immer offen getragen, damit die Weste im Sitzen nicht staucht. So wird auch verhindert, dass Gürtelschnallen von innen gegenscheuern und zu blanken Stellen auf dem Stoff führen, wenn man nahe an einer Tischkante sitzt.

12 Das Einstecktuch

Mit dem Rückzug der Krawatte aus vielen weniger konservativen Berufen fehlt vielen Männern das schmückende textile Element. Manschettenknöpfen aus Stahl fehlt einfach die farbliche und bewegliche Komponente. Sie können unmöglich im dunklen Sakko mit weißem Hemd und *nichts weiter* erscheinen ohne einfallslos zu wirken. Das klassische weiße Einstecktuch aus Baumwolle, das glatt gefaltet wird, gibt Frische und Klarlinigkeit tagsüber und bei geschäftlichen Verhandlungen.

Abends und wenn Sie Liebe zum Detail zeigen möchten, darf es ruhig ein seidenes sein, das zum Beispiel zur Rosette geformt ist. Falls Sie gleichzeitig Krawatte tragen, sollten diese und Ihr Einstecktuch niemals aus demselben Stoff sein. Ein Könner kombiniert – und nimmt mit dem Tuch eine Farbe aus der Erscheinung wieder auf oder setzt einen bewussten Kontrast, etwa eine deutlich kräftigere Farbe aus der gleichen Farbfamilie (warm oder kalt).

Im Straßenbild ist die Jeans auf dem besten Weg, den grauen Manageranzug an Uniformität zu überholen.

Ursprünglich war sie als Mitbringsel US-amerikanischer Soldaten nach dem Zweiten Weltkrieg *das* Protestgewand Jugendlicher in der Wirtschaftswunderzeit. Idole wie James Dean und Elvis Presley machten die Ware zum Kult. Heftige gesellschaftliche Diskussionen darüber, ob sie angemessen und überhaupt für die Schule geeignet sei, konnten aber nicht aufhalten, was junge Menschen von da an bis in die 70er Jahre hinein wollten: Denim goes lifestyle.

Seither hat die Jeans Generationen von Pop-Art-isten, Hippies und Hip-Hoppern gekleidet. Längst ist sie zur Schuluniform avanciert – einfach, weil die Jugendlichen von damals Lehrer und Vorbild von heute geworden sind. Und längst hält sie auch Einzug in die Büros und Chefetagen. Wir nehmen den Kult und die damit verbundene Lässigkeit einfach mit in unsere Besprechungen und Kundentermine.

Genau dort liegen aber auch Gefahren: Wenn Kleidung das Gegenüber ansprechen soll, muss man sich schon sehr sicher sein, dass der Gesprächspartner die *Denim* ebenfalls gut findet.

Denn nicht jeder Trend taugt zur Nachahmung, und mutige Vorbilder erzeugen nicht zuletzt auch Unsicherheit. Diese ist im Geschäftsleben aber nicht zielführend. Wir sollten uns klar machen: Wenn etwas Mode wird, tun es viele – sehr viele. Dann wird, was vorher Avantgarde war, auf einmal zum Mainstream, auch die Jeans. Manche Menschen tragen nur noch Jeans – und wissen bald nicht mehr, wie man sich in einer Hose aus Stoff bewegt. Das derbere Gewebe der Jeans erlaubt zum Beispiel, sich auch auf raue Flächen zu setzen, was eine Stoffhose nicht überstehen würde, und sich um Stoffabnutzung generell keine weiteren Gedanken zu machen.

Im Business gilt noch immer der Empfängerbezug. Wir können also nicht davon ausgehen, dass jeder, der uns dort begegnet, im Grunde seiner Seele einen lässigen Look bevorzugt und den Anzug widerwillig trägt. Viele tragen ihn gerne. Daher ist es in jedem Moment besser, auch in den Augen eines Gegenübers bestehen zu können, welches der klassischen Kleidung verschrieben ist. Eine Jeans kann ein Businessoutfit lässig machen – aber nur, wenn Firma, Terminlage, Kunde und der Chef es erlauben.

Auswahlkriterien: Wenn sie doch das Mittel der Wahl ist, muss sie qualitativ hochwertig sein und erstklassig sitzen. Schauen Sie sich beim Kauf daher *immer* auch von hinten an!

Flache Taschen in mittlerer Größe in Handbreite und mit dezenter Absteppung teilen die Fläche auf und lassen das Gesäß dadurch kleiner wirken. Aufwendige Taschen, die mit Knöpfen geschlossen werden, zaubern aus einem flachen Gesäß mehr. Außerdem: Enge Kleidung lässt voller wirken, lässige schmaler – das gilt auch oder gerade für Hosen. Je stärker die Waschung (der Used-Look) ist, desto stärker wird eine Orientierung an der Generation unter Zwanzig demonstriert, was an klassischen Persönlichkeiten oder in klassischen Businessberufen übertrieben wirken kann. Blue Jeans sind immer legerer als farbige Jeans, die man Ton in Ton zum Businessoutfit kombiniert. Und tragen Sie Jeans nie von Kopf bis Fuß und vermeiden Sie, verschiedene Jeansstoffe miteinander zu kombinieren. Dann können Sie am Kult erfolgreich teilnehmen.

14 Manschettenknöpfe und Uhren

Eine edle Herrenuhr trägt nicht auf, eine mit hohem Gehäuse bietet sicherlich gleich mehrere Funktionen, welche das unübersehbare Format erklären:

Der Status einer Uhr – und damit der vermutete Preis – wird durch das Wertebewusstsein der Marke sichergestellt. Für viele Männer ist sie *das* eine Statussymbol schlechthin, im besten Fall aufwertend, im schlechtesten abschreckend – wenn zum Beispiel ein Kunde das Gefühl bekommt, dass es dem Uhrenträger *zu gut* gehen könnte. Dann kann der Hinweis *Vintage* (engl.: altes Modell) – also die Anwendung von modischen Retrolooks – oder *Erbstück* beschwichtigen, denn Protzigkeit ist heute nicht mehr angesagt.

Aber welcher Mensch redet nicht gerne über das, worauf er stolz ist? Das Gespräch über die Vorzüge mechanischer

Uhrwerke (mit Handaufzug oder als Automatic, bei der die Feder durch die Armbewegung des Trägers automatisch aufgezogen wird) oder die Präzision von Chronometern (besonders genaue Uhren, die ursprünglich zur Navigation von Schiffen und Flugzeugen eingesetzt wurden und nur durch ein Prüfverfahren als solche deklariert werden dürfen) kann so manchen Mann erwärmen. Uhrenliebhaber unterscheiden nämlich rigoros zwischen „den guten mechanischen" und „den minderwertigen batteriebetriebenen" Uhrwerken. Wer dem wahren Wert einer Uhr auf den Grund gehen will und eben nicht immer nur das Neueste sucht, das schon morgen „very last season" (engl.: vorige Saison) ist, lernt die *Uhr fürs Leben,* das kostbare Erbstück oder eine aus Zweitbesitz zu schätzen, die nicht zuletzt auch eine Investition ist – eine Sichtweise, die dem Geschäftsleben sehr nah ist.

Vintage und Secondhand: Denn nur die feinsten Uhren und Juwelen haben einen Wiederverkaufswert. Hier kommen die edelsten Eigenschaften des Markenkults zum Tragen – wenn nämlich eine über Jahrzehnte aufgebaute Marke den Erwerb als Geldanlage adelt. Denn im Luxusmarkensegment ist natürlich auch die Qualität der schönen Pretiosen über jeden Zweifel erhaben, sie ist selbstverständlich. So bleibt ein Auktionspreis im Wiederverkauf stabil, auch – oder gerade – wenn das Produkt schon viele Jahre alt ist. Es heißt, dass eine Uhr von *Patek Philippe*, *Cartier* oder *IWC* vielleicht vom ersten zum zweiten Besitzer die Hälfte des ursprünglichen Kaufpreises einbüßt – ab da aber immer wieder das gleiche Preisniveau im Wiederverkauf erzielen kann.

Die Idee von Luxusgütern aus Zweitbesitz ist in europäischen Nachbarländern durchaus üblich – bei uns aber erst im Kommen: Ein Wertgegenstand wechselt den Besitzer, der hat ein paar Jahre Freude daran – und verkauft ihn anschließend ohne Verlust wieder weiter.

Markenimage ist also im Fall der Herrenuhr keineswegs Augenwischerei, die uns zum Kauf animieren will, sondern ein echter Nachhaltigkeitsgarant. Natürlich verlangt die Auswahl von *Vintage* Fingerspitzengefühl und die persönliche Reife zu erkennen, was zu einem passt oder nicht. Denn hier fehlen die Stilvorbilder: Keine Werbekampagne (mehr), die Ihnen zeigt, wie das Unikat zu kombinieren ist, um nicht verstaubt zu wirken. Mit den aus modischer Sicht antiken Produkten öffnen Sie sich dafür aber eine Welt der Verarbeitung und vergessen geglaubter Techniken, die einfach bestechend und mehr als einen zweiten Blick wert sind. Wer einmal ein großmütterliches Kristallglas neben einem zeitgemäß schlichten gegen das Licht gehalten hat, versteht, was ich meine. Alte Stücke wirken am besten, wenn alles andere unaufdringlich gehalten ist und Sie ein weiteres Element kombinieren, das einen Übergang schafft. Denn unser Auge hat sich an die reduzierte Schlichtheit gewöhnt, wie etwa in der Architektur, der Inneneinrichtung und der Mode.

Manschettenknöpfe machen Ihren Herrenlook gediegen, werden aber im Tagesgeschäft mit Dresscode *Business* meist als zu hochgestochen empfunden. Mit (Familien-)Wappen und edlem Metall (oder auch einem teuren Stein) entwickeln sie etwas distanziert elitäres, das mit der neuzeitlich geforderten Bescheidenheit nicht immer harmoniert. In Vorstandsetagen und als hochkarätig positionierten Beratungsunternehmen sind sie jedoch üblich und dienen dort als Statussymbol. Die heute absolut erschwinglichen Stahlmodelle vermitteln auch jungen, modisch interessierten Männern das Gefühl von persönlichem *Chic*.

Manschettenknöpfe sehen an doppelten (Umschlag-) Hemdmanschetten am besten aus, viele Herren bevorzugen sie allerdings zur einfachen Manschette, weil Uhr plus Umschlagmanschette zusammen oft relativ dick und steif sind. Zur einfachen Manschette empfiehlt sich auch ein schlichteres Modell. Die Form der Manschettenknöpfe sollte mit der Kontur der Uhr harmonieren, die Farbe zum Metall des übrigen Schmucks passen und möglichst auch dessen Oberfläche (satiniert oder glänzend) wieder aufnehmen. Für Männer, die gerne mal wechseln, sind daher Modelle mit matten und glänzenden Flächen, Bi-Color oder Modelle mit einem schlichten edlen Stein wertvolle Begleiter.

Das gleichzeitige Tragen einer Krawatte ist nicht zwingend – im Gegenteil: Wenn das textile Schmuckelement wegfällt, brauchen Sie noch andere Elemente, die schmücken.

Rund wird das Gesamtbild, wenn das Stil-und Farbkonzept auch den Farbtyp (warm oder kalt) reflektiert.

Schließlich zeigen Haut-, Haar- und Augenfarbe bei näherer Betrachtung immer eine Tendenz, besser mit gold- oder besser mit silberfarbigem Schmuck zu harmonieren. Wenn Ihre Haut im Sommer beispielsweise einen goldigen Ton oder sogar rötliche Sommersprossen annimmt, passt dieses Metall meist besser zur Haut. Die Ausnahme ist ein „olivfarbener" Teint wie etwa bei Asiaten, der zwar warm wirkt – im direkten Farbvergleich aber mit den kühleren Tönen besser aussieht.

15 Herrenschuhe

Im Geschäftsleben wird Stil verlangt – und Stil ist die Summe vieler durchdachter Details. Manche bewerten potentielle Geschäftspartner, Bewerber und *Freunde* tatsächlich nach Qualität und Pflegezustand ihrer Schuhe. „Urteile nie über einen Menschen, wenn Du nicht zwei Monde lang in seinen Mokassins gelaufen bist.", sagt auch ein indianisches Sprichwort.

Die Art der Falten im Schuh etwa verrät einen Spreiz-, Knick- oder Senkfuß und macht Belastungsgewohnheiten sichtbar, zum Beispiel, ob ein Schuhträger mehr auf dem Vorderfuß oder mit Betonung des Hackens geht. Für einen eleganten Gang und damit für eine Ausstrahlung von Vitalität sind die Schuhe ein 1-A-Kriterium. Die Bewegungen eines Menschen beim Laufen und Gehen sind ein Blickfänger, bevor überhaupt ein Wort gewechselt wurde. Elegant gelingt das nur, wenn da genug Muskeln sind, die das Ganze tragen – und wenn der Fuß abrollen kann. Dann wird die Bewegung gleichzeitig elastisch und dynamisch, was die gesamte Erscheinung streckt.

Abrollen kann der Fuß aber erst, wenn der Schuh passt. Laut einer Fußmessstudie tragen über 80 Prozent der Menschen in Deutschland Schuhe, die nicht an den Fuß passen. Zu denen wollen Sie sicher nicht gehören.

Passform: Ein gut sitzender Schuh hat

- in der Länge eine Zugabe zur nackten Fußlänge, weil sich der Fuß im Abrollen dehnt,
- die Sohle erlaubt ein Abrollen,
- er gibt Halt an Ferse und der schmalen Fußmitte, damit er sitzt und der Fuß Halt hat,
- die Breite entspricht der Fußbreite des Ballens, damit nichts drückt.

Der sogenannte Leisten, eine Art Modellfuß, gibt die Form von Sohle und Schuhoberteil vor, und im Leisten ist auch bereits die Fußproportion definiert, auf welcher Höhe der Fußlänge die breiteste Stelle für den Ballen vorgesehen ist. Manchmal ist der Schuh nicht zu schmal, sondern hat lediglich die Ballenbreite an einer anderen Stelle als Ihr Fuß.

Einen guten Leisten in hoher Passform und Materialqualität zu entwickeln, der sich unter Belastung nicht verzieht, kostet Geld und Zeit und ist damit ein echtes Qualitätskriterium für Schuhe. Wer also billig produzieren will, wird als erstes an den Entwicklungskosten für den Leisten sparen. Seien Sie beim Kauf also besonders wählerisch in Sachen Passform, Statik und Abrollverhalten.

Qualität: Das Material sollte beim Anprobieren warm werden, erst dann können wir unser Wohlbefinden in einem Schuh *live* einschätzen. Darum sollten Sie die Schuhe Ihrer engeren Wahl im Laden etwa zehn Minuten anbehalten und entsprechend auch Zeit für den Schuheinkauf einplanen.

Für Schuhe werden überwiegend Lederstücke vom Rind oder weichere vom Kalb eingesetzt. Wild- oder Velourlederschuhe tragen die aufgeraute Innen- (Fleisch-)Seite des Leders nach außen und sind entsprechend softer in der Optik und empfindlicher. Hierfür gibt es eigene Schuhpflegemittel. Die Veganer unter Ihnen mögen mir jetzt verzeihen, dass ich auf die Pflege von Polyesterschuhen hier nicht eingehe.

Schuhpflege: Ein gepflegter Schuh ist ein Bekenntnis zu Achtsamkeit und Werterhalt. Diese Botschaft kommt an. Vor diesem Gedanken ist es schwer verständlich, warum Schuhpflege in Deutschland so eine trübe Angelegenheit ist, die selten für den Besitzer des Schuhwerks spricht. Im Kontrast zu anderen Ländern, in denen geputzte Schuhe selbstverständlicher Teil der Kleiderkultur sind, wird das überdeutlich. Wenn Sie international unterwegs sind, sollten Sie diesen Punkt nicht unterschätzen.

Schuhputzer gehören woanders zum Straßenbild: Der Glanz überträgt sich nämlich auf die gesamte Erscheinung, hebt das Selbstbewusstsein und beschwingt den Gang.

Leder ist ein atmendes Material, eine Haut, die zwischendurch ruhen möchte. Deshalb tragen Sie Ihre Lieblingsschuhe nur maximal jeden zweiten Tag und lassen sie dazwischen auf Schuhspannern möglichst aus atmungsaktivem Holz, welche für Belüftung sorgen, ruhen. Zudem will Leder nach Bedarf von Staub befreit und durch passende Pflege geschmeidig gehalten werden.

Das Gespräch über die Vorteile von Lederschuhen für das Fußklima kann den Frauen guttun, die vom Schuhmarkt zwar hochmodische – dafür oft synthetische Waren geboten bekommen. Spätestens beim Ausziehen eines solchen Schuhs und der (ebenfalls synthetischen) femininen Damenstrümpfe nach einem langen Arbeitstag kann der logischerweise entstandene Geruch zu einem Moment der Verlegenheit führen, wenn sie dabei nicht allein ist.

Schuhtypen/gängige Grundformen:
Den **Oxford** erkennen Sie an seiner glatten Oberfläche ohne Löcher, den klaren Linien und der schmalen Passform. Er kennzeichnet sich auch durch die nach ihm benannte

geschlossene *Oxford-Schnürung*, weil die von den Seiten schließenden Blätter unter dem Körper des Schuhs befestigt sind. Dadurch öffnet der Schuh beim Einsteigen nicht so weit und ist entsprechend für Füße mit einem hohen Spann kaum geeignet.

Der Oxford steht für hohe Eleganz und brilliert in Kombination mit feinen Stoffen, Nadelstreifen und weiteren Elementen des Gentleman-Kults.

Der **Brogue** kennzeichnet sich durch die typischen Lochverzierungen an Kappe, Schaft und oftmals auch der Fersenkappe. Die Idee der Löcher entstand, weil schottische Bauern, die in feuchten, sumpfigen Böden unterwegs waren, nach Möglichkeiten suchten, den Schuh schneller trocknen zu lassen. Der Full-Brogue mit Flügelkappe und der etwas schlichtere Half-Brogue (Semi-Brogue) mit Querkappe gehören heute zu den Klassikern der Herrenschuhmode.

Der **Budapester** ist die sportliche Variante des Brogue. Die Spitze des Schuhs ist höher und erlaubt mehr Zehenbewegung, die Schuhspitze ist runder. Typisch ist die sogenannte *offene Schnürung*, die außerhalb des Schuhkörpers angebracht ist, weiter öffnet und sich dadurch auch für den Einstieg eines breiteren Fußes eignet. Zum bodenständigen Aussehen des Schuhs passen eher sportliche, strukturierte Stoffe.

Der **Derby**. Die beschriebene offene Schnürung wird mit dem Fachbegriff *Schaftschnitt* beim Derby Teil des Modells.

Der sportlich elegante Schnitt passt auch auf einen Fuß mit hohem Fußrist.

Der **Loafer:** Als Weiterentwicklung des Mokassins ist der praktische Schlüpfschuh ohne jegliche Schnürung perfekt für die Freizeit ohne offizielle Termine.

Den **Boot** gibt es als knöchelhohe Version der obigen Schuhtypen, mal als Derby-Boot, mal als robuster Norweger-Boot. Ursprünglich gehörte eine doppelte Sohle als Wetterschutz dazu, heute aber ist die Herrenstiefelette auch als Modeschuh mit einfacher Sohle unterwegs.

Der **Sneaker** ist ein Sammelbegriff für sportliche Schuhe mit elastischen Sohlen, den guten alten Turnschuh. Das Wort kommt aus dem Englischen und bedeutet einerseits *Turnschuh/Segeltuchschuh,* aber auch *Schleicher*. Ein bekannter Hollywoodfilm mit Robert Redford trägt daher den Titel „Sneakers – die Lautlosen“ (USA 1992).

In der Handlung des Films erscheint eines Tages hoher Besuch im Büro des Start-up-Unternehmens. Als sein Freund die Herren anmeldet, stellt der Chef nur eine Frage: „Was für Schuhe tragen die Herren?“ …

Forever casual? In vielen Unternehmen ist zu beobachten, dass sich die Dresscodes dort zunehmend lockern. Da erscheinen hochrangige Unternehmenslenker in Jeans und Turnschuhen und bieten ihren Mitarbeitern das *Du* an.

Was bisher noch nicht auf dem Boden des *Daily Business* angekommen ist, ist die Frage, was betont lässige Kleidung mit uns macht: Viele verlieren darin nämlich ihre Haltung – auch die Haltung zur Arbeit. Das Bewusstsein, gut gekleidet zu sein, wirkt sich dagegen positiv auf unsere Ausstrahlung und Körperhaltung aus und wird von Kunden – auch den ganz lässigen – als Wertschätzung empfunden. So erhält auch die Leistung eines überlegt gekleideten Menschen mehr Wert. Ganz nach der Maxime: Relax – you're dressed.

16 Hut und Schal

In der Herrengarderobe wird zu wenig über diese wichtigen Accessoires gesprochen. Seitdem der männliche Haarverlust aber ganz normal ist und Toupets, *Weaving* und *Weft* ausgedient haben, steht ein Herr mit wenig Skalp immer wieder vor der Temperaturfrage.

Was geht nun zum Anzug und wie schütze ich meinen Gedankentempel stilvoll?

Die naheliegende und wärmste Lösung im Winter mag schon die den Kopf eng umschließende Strickmütze sein, aber sie lässt auch ein bisschen den Gentleman im Mann vermissen. Die Welt der Hüte ist eine Einladung an viele Männer, nicht nur praktisch, sondern auch imagewirksam an das Thema heranzugehen. So wie einige, die sich in Erinnerung wissen möchten, auf ein Markenzeichen setzen, das einen Bruch oder etwas Besonderes in der Erscheinung bietet, gibt auch ein Hut – wenn er denn zu Kopf und Gesicht passt – Anlass für einen zweiten Blick.

Bei der Auswahl ist es geschickt, wenn Sie das Outfit, zu dem Sie die Kopfbedeckung tragen wollen, auch anhaben. In Jeans kauft sich ein echter *Bogart*, der Filzhut mit Krempe, dessen Kopfumfang mit einem Satinband umschlossen ist, eher schlecht. Und da das Ausprobieren Gesicht und Passform gleichzeitig zufriedenstellen muss, ist das weltweite Netz für den ersten Einkauf kein guter Berater – es sei denn, Sie haben Lust auf Unmengen Farbabweichungen von der Darstellung im Onlineshop, Passformprobleme und entsprechend viele Paketsendungen. Ein Hut, der nicht sitzt oder irgendwo drückt, kann zum Beispiel Kopfschmerzen verursachen.

Für die Auswahl der Form sind das eigene Handy oder die alte Digitalkamera allemal diskretere Ratgeber als jeder virtuelle Roboter, der Ihre Privatsphäre so gar nicht im Sinn hat. So können Sie in Ruhe ausprobieren, was sich gut anfühlt und zu Ihrem Stil passt. Klar, dass ein Hut mit Wollanteilen wie Filz mehr Wärme gibt und eher zu winterlichen Anzugstoffen passt als einer aus Baumwolle oder der *Panama* aus Stroh.

Und entsprechend sollten Sie auch die Stoffqualitäten von Schals auf das abstimmen, was Sie gerade zur Schau tragen: Zum Businessmantel passen Seide, Kaschmir oder feine Wollstoffe in Neutral- und Basisfarben, wobei hellere

Nuancen vielseitiger kombinierbar sind und dem Teint mehr schmeicheln, auch Ihrem männlichen.

Wird es edel im Dresscode, darf auch der Schal aus einem feinen, fließenden Stoff sein, welcher der Hand schmeichelt. Leichte, seidene Schals vertragen auch Muster und auffällige Farben, solange sie Ihnen zu Gesicht stehen. Zu strukturierten Geweben wie Cord oder Tweed passen entsprechend auch grob gestrickte, griffige Strickwaren.

17 Regenschirm

Auch er wird zu oft als Stiefkind des Stils behandelt, dabei ist er ein echtes Statussymbol. Viele gut und teuer gekleidete Herren geben sich mit billigen Kaufhausschirmen zufrieden und verderben sich damit den teuersten Anzug. Wenn Sie konsequent bleiben möchten, suchen Sie auch beim Schirm Qualität, die den Eindruck des Ganzen hebt – und einfach besser funktioniert. Und spätestens bei der ersten Windböe, in der Ihr Schirm stabil bleibt und sich nicht nach außen biegt, sehen Sie den Punkt.

Beim Öffnen und Schließen ist auch das Geräusch nicht unbedeutend: Der satte, warme Klang eines teuren Regenschirms beim automatischen oder manuellen Aufspannen kann auch eine Geschäftspartnerin oder einen Geschäftspartner, der oder dem Sie Regenschutz anbieten, subtil von Ihrem Qualitätssinn überzeugen. Unterschätzen Sie diesen Effekt nicht.

Dabei stellt sich die Frage, ob schwarze Schirme tatsächlich die richtige Wahl sind, wenn es ohnehin schon trüb und regnerisch ist. Die Schirmfarbe reflektiert nämlich ins Gesicht. Daher eignen sich auch Blau- oder Grüntöne kaum, die der Haut darunter eine ebensolche Farbe verleihen. Schön sind Rottöne, in einer Nuance, die einem steht, bei Ihnen als Mann vielleicht ein dunkles Weinrot oder warmes Ziegelrot, wahlweise auch „Bordeaux“ oder „Barolo“ getauft.

Diese Töne wirken in Kombination mit den typischen Businesskleiderfarben wie Grau, Marine, Schwarz oder „armanisierten“ Braun-Beige-Nuancen auch nicht langweilig, sondern zeigen, dass Sie sich ins rechte Licht zu setzen wissen. Ein stilvoller und hochwertiger Regenschirm ist auch ein schöner und nicht übertriebener Wunsch, den Sie sich als Geschenk erfüllen lassen können.

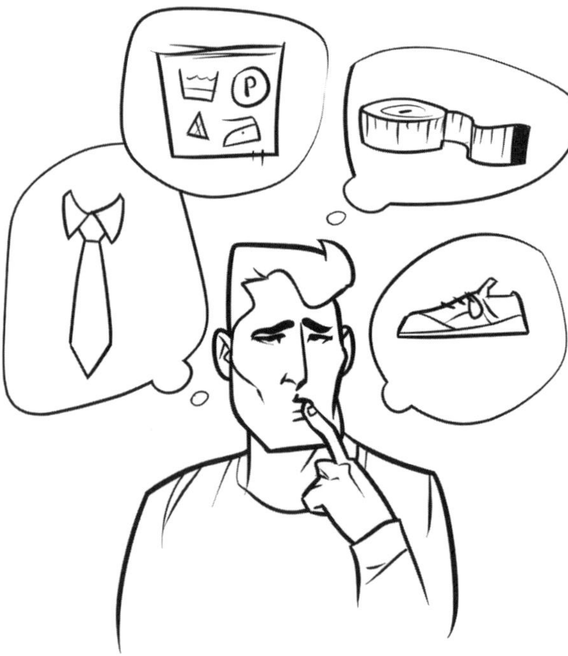

18 Qualität von Anzügen – der smarte Weg durch die Statuswelt

Die Grundzüge echter Qualität sind beste Rohmaterialien und Zeit. Ein Spitzenkoch kann fünf Sterne auf seiner Haube tragen – ohne beste Zutaten wird er aber keinen unvergesslichen Gaumengenuss hinbekommen. Ein Restaurant kann gut eingekauft haben – ohne einen strukturierten Zeitplan und genügend Gefühl sowie Ruhe für den Garprozess wird es aber keine Gerichte – und schon gar nicht verschiedene zeitgleich – auf den Tisch der Gäste bekommen.

Dieses Bild lässt sich auf den guten Stil 1:1 übertragen: Ohne schöne Stoffe keine Mode. Ohne Zeit keine gute Beratung. Ohne Beratung keine passende Auswahl und Anwendung. Und ohne Zeit auch keine gute Verarbeitung von Kleidungsstücken.

Firmenkleidung: An dieser Stelle stellt sich die Frage, warum Organisationen, die Messen und Events vorzubereiten haben, immer erst im allerletzten Moment über Kleidung nachdenken und dem Lieferanten, der Sonderwünsche und eigene Designs noch fertigen lassen muss, dann Zeitdruck machen. Etwas mehr Voraussicht in der Planung wäre im Interesse des Ergebnisses – also im eigenen Interesse – zu gleichen Kosten zu haben.

 Für ein professionelles Kleiderprojekt planen Sie bitte drei Monate, wenn der Stoff beschafft werden kann – und fünf Monate, wenn er in Großprojekten eigens für Sie gewebt werden muss. Das alles ohne die Transportzeiten gerechnet. Diese Zeit braucht es für Modellentwicklung, Stoffherstellung, Zuschnitt, Nähen und Endkontrolle sowie Transporte und eine effiziente Abstimmung der Fertigungskapazitäten in der Produktion.

Gute Qualität sieht länger besser aus und trifft eine Aussage über den, der es trägt. Zum Beispiel vermittelt ein besonders angesagtes, aber gleichzeitig schlecht verarbeitetes Kleidungsstück, dass sein Träger stark beeinflussbar von Moden, Trends und anderen Leuten ist – und jederzeit zum Wechsel bereit. Für ein Bewerbungsgespräch ist das die falsche Botschaft. Dagegen wirkt ein Kleidungsstück aus einer vergangenen Dekade, auch wenn es sehr gut verarbeitet ist, verstaubt und unflexibel. Für Sie heißt das also, die goldene Mitte zu finden, auch im Interesse der Lebensdauer Ihrer Kleidung, was nicht zuletzt auch ein Umweltfaktor ist.

Die Investition in die Verarbeitung – nicht in das Label – ist also blankes Geld wert, wenn man die Kriterien kennt. Wenn Ihnen die folgende Liste zu lang und zu fachlich formuliert ist, markieren Sie sich einfach die Ihnen wichtigsten Punkte:

Allgemeines:

- Oberstoff und Futter haben keinen Bügelglanz und keine Bügelabdrücke. Dies ist übrigens später auch ein wichtiger Punkt zur Beurteilung der Qualität Ihrer Reinigung! Denn Bügelabdrücke sind irrevidierbar.
- Die Farbe der verwendeten Garne ist Ton-in-Ton oder aber gewollt in einem Kontrastton. Geringe Farbabweichungen wirken eher schluderig als modisch.
- Bei Sakkos und Hosen ist die Stichlänge drei bis vier Stiche pro Zentimeter Naht.
- Es hängen keine Fadenenden herunter.
- Futternähte sind glatt und kräuseln nicht.
- Saumzugaben bei Konfektionsware betragen vier oder mehr Zentimeter, damit man auch noch verlängern kann und der Saum gut fällt.
- Jedes Kleidungsstück muss nach dem Textilkennzeichnungsgesetz korrekte Angaben und Symbole zu Stoffkomposition, Reinigungsempfehlung und Herstellungsland haben.
- Knöpfe sind farblich und stilistisch abgestimmt (oder gewollt kontrastierend) und optisch wertig.

Sakkos:

- Der Reverskragen liegen flach an und steht nicht ab.
- Die Brusteinlage Ihres Sakkos ist leicht, anschmiegsam und trotzdem formstabil, die Einlage sollte auch nach

mehrmaligem Tragen und Reinigen keine Blasen werfen oder wellen und sich nicht vom Oberstoff lösen.

- Futterstoffe aus Viscose/Acetat geben ein besseres Körperklima als zum Beispiel reine Polyesterfutter.
- Das Innenfutter zeigt keine Gewebeschäden und hat beim Sakko genügend Längen- und Bewegungszugaben am Saum, in der Ärmellänge und der Rückenmitte.
- Ärmeleinsatznähte sind glatt, wellen nicht und liegen an der Armkugel an.
- Abnäher wie der Taillenabnäher Ihres Jackets sind flach auslaufend und bilden an ihren Enden keine „Tüten".
- Taschenklappen und Paspeln sind gleichmäßig breit, Musterübergänge wie Streifen oder Karos sind durchlaufend.
- Klappentaschen sitzen gleich hoch, sind gleichmäßig in der Form und weisen konstante und gleiche Rundungswinkel auf.
- Die Knopfabstände sind gleichmäßig und die Knöpfe auch nach der Reinigung farbecht.
- Ärmelknöpfe bei Herrensakkos berühren sich und stehen sogar leicht übereinander.
- Knöpfe sind möglichst mit der Hand angenäht und verbinden Stoff und Knopf zuverlässig, bei Sakkos und Mänteln haben sie einen Stiel. Der Faden darf sich nicht mit einem Zug herausziehen lassen.
- 2-Loch-Knöpfe sind in der Richtung des Knopflochs angenäht.
- Jacken und Sakkos haben Augenknopflöcher mit der unverkennbaren Rundung vorne.

- Knopflöcher fransen nicht aus, Einlagen sind am Knopfloch nicht sichtbar.
- Die Knopflochgröße passt zum Knopf, so dass sich der Verschluss mit einer Hand öffnen lässt.

Hosen:

- Reißverschlüsse sind farblich abgestimmt und auch nach der Reinigung leichtgängig.
- Haken und Stege sind flach und tragen nicht auf.
- Metallische Zutaten müssen nickelfrei sein.
- Das Stoßband bei Herrenhosen steht einen Millimeter über der fertigen Saumkante.

Noch etwas zum Schluss: Als wahrer Gentleman können Sie handwerkliche Qualität und Leistung sicherlich anerkennen und haben es nicht nötig, um den Preis zu feilschen, schon gar nicht nachträglich – der sollte (falls nicht schriftlich fixiert) als Ehrensache zwischen Geschäftsleuten genauso „bespoken" sein wie der Stoff.

Der Begriff beschreibt die selbstverständliche Verbindlichkeit, mit der Absprachen in der traditionellen Maßschneiderei hinsichtlich Materialien, Farben und Verarbeitungsdetails auch eingehalten werden. Dazu braucht(e) es keine Verträge: Es gilt das Besprochene.

Mein Buch „Clever konsumieren“ beschäftigt sich vertieft damit, was Qualität in den Segmenten Textilien, Accessoires und Statussymbole, Lederwaren und Beautyartikel überhaupt ausmacht. Die Essenz habe ich hier auf wenigen Seiten für Sie zusammengefasst:

1. Kleidung: Würde ich dieses Teil auch aus zweiter Hand kaufen?

In der Mode bewertet unser Auge eher den „Look“ als die Verarbeitung der Nähte. Die Anwendung – etwa wie Farben, Muster oder Stoffe miteinander kombiniert werden und ob sie auch zum Typ des Trägers passen – wirft oft Fragen auf. Dadurch rückt der Style in den Vordergrund der Bewertung.

Denken Sie doch einmal daran, was die meisten Menschen für ihr Leben gerne tun, wenn sie bei Sonnenschein in einem Straßencafé sitzen: Sie beobachten (hinter dem sicheren Visier einer Sonnenbrille) Leute, wie sie sich bewegen und kleiden. Und innerlich wird sich jeder eine Meinung dazu bilden, ob ihm gefällt, was er sieht. Die Treffsicherheit der Auswahl von persönlicher Kleidung wird damit zu einem Kernpunkt, um diesen Blicken standzuhalten.

Ein Betrachter bewertet aber auch die Qualität der Kleidung und zieht daraus unbewusst Rückschlüsse auf die Person, zum Beispiel in einer Präsentations- oder Bewerbungssituation: Welche Arbeitsgüte ist von jemandem zu erwarten, der durch seine Kleidung erkennen lässt, dass ihn Qualität nicht interessiert?

Welche Serviceleistung von einem Verkäufer, der sich in allen Details seiner Erscheinung nachlässig zeigt?

Die Sprache der Kleidung als Erfolgsfaktor wird massiv unterschätzt. Deshalb sollten Sie sich vor jedem Kauf fragen, ob das Kleidungsstück auch längeres Tragen oder Zweitbesitz mitmachen würde. Was nach ein paar Einsätzen schon Verschleißerscheinungen, Formverlust oder Ermüdungserscheinungen zeigt, ist einfach nicht gut genug für Sie und Ihr Image.

Die Angebote in Secondhandläden oder einschlägigen Versteigerungsportalen von privat an privat belegen, dass es die *produkt*getriebenen Marken sind, die im Wiederverkauf Begehrlichkeit wecken. Das heißt: Die Produkte einer Marke sind bekannt für eine gute Konfektionierung (Größen fallen immer gleich aus) und eine kontinuierlich sehr gute Verarbeitung. Im Vergleich bauen *marketing*getriebene Marken auf einem künstlich erzeugten Image und einem virtuellen Wert auf, ähnlich wie eine Aktienoption, bei der man noch lange keine Aktie in der Hand hält. Wer also ein trendiges und heftig beworbenes Label trägt, muss noch lange kein gutes Produkt tragen.

Textilien mit einem niedrigen Preis sind nur dann ein Schnäppchen, wenn der ursprüngliche Preis ehrlich ist und der Wert der Ware höher liegt. Billige Artikel sind keine Schnäppchen. Im Top-Level der Luxusmarken zum Beispiel ist der Wiederverkaufswert eine Folge des meist über Jahrzehnte aufgebauten Markenkults. Die Qualität steht hier nie infrage – sie ist Teil des Weltbilds der Marke. Auch hier aber ist ein Kauf nur dann ein Erfolg, wenn Ihnen das Kleidungsstück auch wirklich steht.

Betrachtet man den Luxusgütermarkt, wird die Investition in manche Stücke tatsächlich zur Geldanlage, die das Umweltthema auf interessante Weise überflüssig macht.

Es lohnt sich also, das Auge zu schulen und das Wissen um Verarbeitungsqualität einzusetzen, Stoffe durch ihre Haptik erfahren lernen und den Kopf einschalten, ob ein Preis realistisch ist. Denn wenn Sie überzeugen wollen, setzen Sie auf Klasse statt Masse.

2. Accessoires und Statussymbole: Will ich Wert vermitteln? Und welcher Wert wird damit verbunden?

Auch für den raffinierten statt protzigen Einsatz von Accessoires und Statussymbolen wie Uhren und Schreibgeräten sollten Sie sich aus der Perspektive Dritter sehen. Dabei sind die zentralen Fragen: Was kommt beim anderen an? Und wie? Denn mit der Sprache der Symbolik ist es wie mit einem guten Verkauf: Nicht das Angebot zählt, sondern das Bedürfnis des Empfängers.

Ich durfte einmal den Geschäftsführer eines Schweizer Nobelgeschäftes für Uhren und Schmuck beim Einkauf auf der Messe BASELWORLD begleiten. Er trug einen kleinen Koffer bei sich, aus dem er für den Besuch jedes Messestandes die dazugehörige Uhr zauberte, die er anzog. Eine *Cartier* bei *Cartier*, die *Rolex* am dortigen Stand, die *Breguet* an dem des damals noch lebenden Uhrenunternehmers Nicolas Hayek, zu dem außer *Swatch* auch diese Marke gehörte. Das war Empfängerbezug in voller Konsequenz.

Wenn wir also Brillen, Uhren, Schmuck oder auch Schreibgeräte einsetzen, sollten wir also nicht nur überlegen, was zu uns passt, sondern auch, was der andere darin sieht. Manche Vertriebsleute oder Unternehmensberater fahren beispielsweise in viel zu teuren Autos und sichtbar kostspieligen Uhren bei bodenständigen Kunden vor – und wundern sich, wenn sie dort auf Ablehnung treffen. Die richtige Dosierung verlangt Sensibilität und einen Blick auf den anderen.

Trotzdem sollte sich niemand dafür entschuldigen müssen, wenn er schöne Dinge liebt und sich mit ihnen umgibt. Denn Sensibilität verlangt nichts weiter als den Verzicht auf Angeberei, der nicht schwerfällt, wenn man anderen Menschen grundsätzlich auf Augenhöhe begegnet – egal, wie viel oder wenig sie besitzen.

Um Produktqualität bei Uhren zu erkennen, ist der genaue Blick ein guter Wegweiser, wenn es sein muss mit einer Lupe. Dabei muss handwerkliche Güte nicht protzig aussehen – wie beschrieben trägt eine teure Uhr nicht auf. Überdies sind Uhren durch den konstanten Grundwert, der mit der Qualität verbunden ist, der perfekte Secondhandkauf.

Schreibgeräte signalisieren Wertebewusstsein und sollten von der Ergonomie und Federbreite zu Ihrer Handhaltung und persönlichen Schrift passen. Und zu Ihrem Typ: Achten Sie darauf, dass Sie einer Linie und Metallfarbe treu bleiben.

Besonders der Kauf einer Brille verlangt Sorgfalt in der Auswahl und sollte neben dem Aussehen auch dem Sehen gerecht werden: Die Aufnahme der individuellen Daten und die Kontrolle der Einstellungen kann nur ein Fachmann leisten. All diese Parameter: Qualität, Gewicht und Ergonomie sowie die fachliche (optometrische) Beratung lassen sich im *www.* nicht herausfinden oder bekommen – schon gar nicht, wenn wir auf das Gesamtbild der Erscheinung und unser Image Wert legen. *Maß* ist immer eine Sache von Person zu Person, und was kann noch mehr Maßarbeit sein als die maßgeschliffene Brille?

3. Taschen und Lederwaren: Welche Geschichte erzählt das Teil über mich?

Accessoires sind ein Statement an sich – egal ob Schuhe oder Koffer. Sie sind die Statussymbole für den genaueren Blick: *Stylish* ist nicht, wer den neuesten Schrei spazieren trägt, sondern wer umgedacht hat und seine Sachen pflegt. Ein gut geputzter, hochwertig produzierter Lederschuh beispielsweise signalisiert einerseits den Sinn für Qualität und andererseits die Sorgfalt im Umgang damit. Beides sind sehr begehrte Eigenschaften, die man bei einem Geschäfts- oder Lebenspartner, einer Bewerberin, Chefin oder Kollegin sucht. Der Schuh kann ja trotzdem modisch sein. Denn wir werben ständig für uns, in vielen Momenten unseres Alltags.

Eine gepflegte Erscheinung und ihre Begleiter machen also attraktiv und erzählen eine Geschichte über den Menschen. Drücken Ihre Schuhe aus, was das Beste über Sie zu sagen ist? Wer nicht nur das Vordergründige pflegt und *update* hält, vermittelt, dass hinter der Oberfläche einiges zu erwarten ist.

Bei Schuhen ist Secondhand definitiv keine Option, weil jeder Fuß das Leder anders einträgt und die Form des Schuhs prägt – ganz abgesehen von der Hygiene. Koffer und Taschen sind Secondhand aber oft eine gute Wahl.

Während beim Kauf von Schuhen die Passform an erster Stelle stehen sollte, hat also die gute Verarbeitung, die Sie auch bei häufigen Reisen und großer Füllmenge nicht im Stich lässt, beim Kauf einer Aktentasche oder eines Koffers oberste Priorität. Hier sind in erster Linie die Nähte, Reißverschlüsse, Rollen und Gehäuse zu beachten. Und beide wollen ebenfalls gepflegt werden – dann ist auch die *Story,* die sie erzählen, eine gute!

Ganz so verlebt wie die Schuhe des Mannes in dieser wahren Geschichte sollten Ihre Schuhe vielleicht nicht sein – aber sie belegt den Wert getragener Lieblingsstücke aus der Sicht einer Frau:

„Ich glaube ich hätte mich nie in meinen Mann verliebt, wenn er am Tag unserer ersten Begegnung andere Schuhe getragen hätte.

Nun wird Frauen ja ohnehin eine besondere Aufmerksamkeit für Schuhe nachgesagt. Nicht umsonst erklärt „Hitch, der Date Doktor" (USA 2005) in der gleichnamigen Filmkomödie, einem seiner Klienten, der sich zwecks Selbstoptimierung in ein Paar glänzende, lackschwarze, hochelegante Abendschuhe gezwängt hat: „Du kaufst dir diese Schuhe. Du siehst toll in diesen Schuhen aus. Das ist das Ich, das ich sehen will."

Ich war da schon immer anderer Meinung. Was nützt es mir, wenn der Mann, für den ich mich interessiere, perfekt aussieht, ich aber den Menschen hinter der Fassade nicht mehr erahnen kann? Ein allzu glattes, perfektes Äußeres stößt mich eher ab, und ich finde es auch langweilig. Dennoch muss ich ehrlich sagen, dass mich die Schuhe, die der Mann meines Herzens an jenem trüben Tag im Februar trug, umgehauen haben.

Diese Schuhe waren ursprünglich mal schön und von bester Qualität gewesen, aber sie waren so abgenutzt und so alt, dass die meisten Männer sie wahrscheinlich schon einige Jahre vorher entsorgt hätten. Nicht so mein Mann, der damals noch ein Fremder war. Und ich fragte mich: Welcher Mann trägt heute noch Schuhe, die eine Geschichte erzählen, eine lange noch dazu? Wer traut sich noch, sich zu alter, geliebter Kleidung zu bekennen? Und was ist noch ungewöhnlich an diesem Mann?

Seine Schuhe und die heitere, uneitle Selbstverständlichkeit, mit der er sie trug, haben mich von Anfang an für ihn eingenommen. Die Liebesgeschichte zwischen ihm und diesen Schuhen hat mir Lust auf seine Geschichte gemacht – und auf unsere gemeinsame."
Charlotte Welsch, Gastronomin aus Berlin

4. **Körperpflege und Beautyprodukte: Fühle ich mich wohl, wenn ich dieses Produkt anwende? Und zwar nicht nur physisch, sondern in der vollen Verantwortung für mich selbst und mein Umfeld?**

Die Frage, ob *Bio* oder nicht, kann Ihnen beim Kauf von Produkten, die Sie direkt an Ihre Haut lassen, niemand abnehmen. Das bewusste Hinterfragen der Inhaltsstoffe aber ist gerade dann angezeigt, wenn Sie zu Allergien neigen oder eine bisher unbekannte Erkenntnis über die Folgen langfristiger Anwendung von Stoffen öffentlich wird. Viele Menschen sind aber auch auf natürliche Stoffe allergisch, zum Beispiel auf Wolle oder Tomaten, um auch einmal Beispiele aus anderen Konsumbereichen zu nennen. Reaktionen auf Bestandteile haben immer mit der Menge und der

 Dauer der Benutzung zu tun. Langjähriger Gewohnheitsgebrauch bei großzügiger Anwendung empfiehlt sich also nicht, wenn Sie Bedenken haben oder empfindlich sind.

Ansonsten liegt das eigentliche Geheimnis beim Einkauf von kosmetischen Produkten in der treffenden Auswahl und der vorangehenden Bedürfnisanalyse. Trockene Haut beispielsweise, die eigentlich Feuchtigkeit braucht, gewinnt kein bisschen durch ölhaltige Cremes, deren größere Fettmoleküle sogar verhindern können, dass Feuchtigkeit aufgenommen wird. Für die Diagnose nehmen sich gewissenhafte Ärzte viel Zeit – warum wir uns nicht auch, bevor es an die Auswahl von Beautyartikeln geht, die unseren gewohnheitsmäßigen Warenkorb manchmal über Jahre füllen?

Bei allem Bewusstsein für politisch korrekte Produkte dürfen wir aber auch eines nicht vergessen: Menschen pflegen sich von jeher, weil sie attraktiv sein und anderen gefallen wollen. Und es soll Spaß machen!

Die ganze Kunst der Körperpflege rankt sich um die Freude am Attraktivsein, die Lust auf Veränderung und den Drang nach Wohlbefinden.

Ein „lauter“, also aufdringlicher Duft, der die Grenzen aller Anwesenden überschreitet, ist genauso eine Qualitätseinbuße im Miteinander wie eine miese Laune, die sich auf alle überträgt. Es gilt, den Instinkt wieder zu schärfen.

Genauso spiegelt unser Umgang mit Körperpflege (aber auch mit Medikamenten und Nahrung) unsere innere Hygiene, durch die wir gut zu uns selbst und gut zu anderen sein können. Ein Parfum ist demnach gut gewählt und macht Sie selbst und andere glücklich, wenn Sie sich damit wohlfühlen – und Mitmenschen sich in Ihrer unmittelbaren Umgebung ebenfalls wohlfühlen.

Die angeblich oberflächlichen Äußerlichkeiten erhalten damit eine sehr wichtige Bedeutung in unserem Leben: Sie haben eine Wechselwirkung mit unserem Innenleben, unserem Gemütszustand und unserem Erfolg. Deshalb sollte es sich auch niemand leisten, *Mode und Schönheit* als unwichtig abzutun – kein Mensch und auch keine Firma. Sie gehören einfach dazu!

„Take care!" im Englischen oder „Sei gut zu Dir." im Deutschen, sagen wir manchmal beim Abschied von Menschen, die uns etwas bedeuten. Oder auf Schweizerdeutsch: „Heb' Dir Sorg'." Damit bitten wir den anderen, eben diese Verantwortung für das eigene Wohlbefinden zu übernehmen. Erst wenn es uns gut geht und wir uns wohlfühlen, können wir von innen heraus strahlen – und dann sehen wir auch gut aus! Wenn unsere Ausstrahlung stimmt, ziehen wir Menschen und Ereignisse in unser Leben, die dazu passen und das Schöne reflektieren. So kommt über den Impuls der Zuwendung zu uns selbst ein Kreislauf in Bewegung, der echte Lebensqualität und ihre Steigerung mit sich bringt.

Tragegewohnheiten: Man sieht Ihrer Kleidung an, wie Sie mit ihr umgehen. Die Liste der *Best Dressed People* wird nicht von Menschen angeführt, die den neuesten Hype mitmachen, sondern von den wenigen Stilvorbildern, die ihre Persönlichkeit einzigartig und authentisch inszenieren – und deren Kleidung etwas Edles hat. Und wie eine menschliche Begegnung schon vor dem Händedruck beginnt – nämlich mit dem Blickkontakt – beginnt Kleiderpflege bereits beim Tragen und nicht erst, wenn das Textil Reinigungsbedarf hat.

Tragen Sie daher Ihre Kleidungsstücke nicht täglich, denn textile Fasern wollen sich erholen. Machen Sie sich außerdem Gedanken zu Ihren Bewegungsgewohnheiten: Ein feiner Wollstoff ist keine Jeans. Hin und her Rutschen auf einem Stuhl, die unter der Tischkante (oder dem Lenkrad) eingeklemmten Knie, aufgestützte Ellenbogen oder auch die Reißverschlüsse von Stiefeln können einen Stoff ruinieren und Fäden ziehen.

Die Hosenbeine einer Stoffhose heben Sie beim Hinsetzen leicht an, damit der Stoff am Knie nicht überdehnt. Beim Händewaschen vermeiden Sie möglichst Wasserspritzer, die besonders eine Seidenkrawatte übel nimmt.

Anzugwesten werden mit dem untersten Knopf offen getragen: Der Brauch führt nach Überlieferungen auf den englischen König Edward VII zurück, welcher in seiner Zeit als *Prince of Wales* einmal vergessen hatte, den untersten Knopf seiner Weste zu schließen. Um ihn in einem guten Licht dastehen und es als Absicht erscheinen zu lassen, öffneten die Höflinge, die das bemerkten, ebenfalls ihren untersten Knopf. Praktisch ist es aber außerdem: Gürtelschnallen scheuern im Sitzen nicht von innen dagegen und die Weste staucht im Sitzen nicht zur Schulter. Sakkos und Jacken werden aus dem gleichen Grund im Sitzen ganz geöffnet.

Wichtig: Stopfen Sie Ihre Taschen und Innentaschen bitte nicht voll. Es verschleißt das Innenleben und verdirbt die Figur.

Mancher mag sich wundern, dass ich dem Thema der Textilpflege ein ganzes Kapitel widme, und wer es nicht braucht, darf es gerne überblättern. Wäsche waschen kann doch jeder? Aber leider ist das heute nicht mehr selbstverständlich, denn die Eltern von heute haben es selbst nicht mehr richtig gelernt, und wenn Sie Ihre Großmutter nicht (mehr) fragen können oder wollen, sind Ihnen die folgenden Seiten sicherlich nützlich.

Mit der Kleiderpflege verhält es sich nämlich wie mit vielen anderen Dingen auch: Manchmal muss man nicht *mehr* tun, sondern das Richtige.

 Fünf gute Gründe für eine durchdachte Textilpflege

- Die Textilien – und damit der Mensch – gewinnen eine dynamische statt matte Ausstrahlung.
- Die Farben der Stoffe haben mehr Leuchtkraft.
- Die Warenoberfläche hat einen schönen Griff.
- Die Haut fühlt sich wohler in den Stoffen.
- Nachhaltigkeit: Gepflegte Kleidung hält länger und belastet damit die Umwelt weniger.

Worst Case-Szenario: Jan hat es geschafft. In seiner zweiten Position als *Marketingmanager Global Partners* sieht er sich jetzt auf der Sprungschanze für die ganz große Karriere. Der Alltag und die Karriere wollen es aber, dass er für sich selbst, Freunde, Wohnraum und auch die Details im Stilalltag des Managerdaseins mit internationalen Kontakten keine Zeit mehr findet. Für so etwas gibt es doch Dienstleister … Also beauftragt er seine Reinigungshilfe, die er maximal alle zwei Monate sieht, per Zettel-im-Haushalt-Auftrag mit der Pflege seiner Kleidung. Dafür stellt er ihr ein denkbar knappes Budget zur Verfügung. Wozu gibt es schließlich *Discount Cleaning*?

Seine Haushaltsfee nutzt also das günstigste Angebot der Stadt zur Reinigung von Jans zahlreichen Hemden und gibt auch seine Anzüge dort ab. Nach wenigen Monaten hat er keinen einzigen Anzug mehr, bei dem nicht Nahtzugaben durchgebügelt und Glanzstellen sichtbar sind.

Unter uns: Jan hat genau bekommen, was er beauftragt hat, nämlich die billigste Leistung ohne eigenes Engagement. Aber das ist auch die Erkenntnis daraus: Kleiderpflege ist Chefsache. Auch wenn Sie Ihre Anzüge und Hemden nicht immer persönlich hinbringen, ist die Auswahl der Reinigung – und damit der Zustand Ihrer Kleidung – Ihre persönliche Verantwortung. Ohne Kompromiss. Jan wird es spätestens dann lernen, wenn er mit gepflegten, an der eigenen Erscheinung interessierten englischen und französischen Geschäftspartnern zusammenkommt, welche die Pflege ihrer Kleidung nicht dem Zufall überlassen.

Kleiderpflege setzt ein Grundverständnis von textilen Fasern und ihren Rohstoffen, deren Eigenschaften und der entsprechenden Behandlung voraus. Sie beinhaltet damit auch einen Respekt vor unseren natürlichen Ressourcen – denn auch Synthetikfasern sind ursprünglich aus Rohstoffen unserer Erde, meist Erdöl, entstanden.

Es gibt vier Gruppen von textilen Fasern mit unterschiedlichen Eigenschaften hinsichtlich Körperklima, Feuchtigkeitsaufnahmevermögen, Nass- und Trockenzugdehnung, Scheuerresistenz und Pillingverhalten. Sie sind in meinem Lexikon „Stilwissen to go“ ausführlich beschrieben. Das klingt kompliziert, ist es aber nicht wirklich: Die letzten beiden Eigenschaften sind für die Optik der Ware verantwortlich, denn eine geringe Scheuerresistenz bedeutet, dass der Stoff schnell aufscheuert und an Sitzfläche und Auflageflächen wie den Ellenbogen schnell anfängt zu glänzen.

Körperklima und Feuchtigkeitsaufnahme sind wichtig für das Wohlgefühl beim Tragen, und die Dehnbarkeit *trocken oder nass* beeinflusst, wie sich bestimmte Artikel am besten trocknen lassen ohne die Form zu verlieren.

Für die Kleiderpflege zu Hause ist die Waschechtheit mit Temperaturangabe von großer Bedeutung, denn ein Kleidungsstück, das zu heiß gewaschen wird, geht ein, wird kleiner, verfilzt oder wird hart im Material und insgesamt unansehnlich.

Vier Textilgruppen, die Ihnen bei Bekleidung begegnen können – nur, damit Sie es mal gehört haben:

- tierische Naturfasern wie Wolle oder Seide,
- pflanzliche Naturfasern wie Baumwolle oder Leinen,
- zellulosische Chemiefasern wie Viscose, Modal und Acetat,
- synthetische Chemiefasern wie Polyester, Polyacryl, Polyamid und Elastan.

Tipps zur Maschinenwäsche – nicht nur für Singles:
Trennen Sie Ihre Wäsche grundsätzlich immer nach hell oder dunkel. Auch bei guter Farbechtheit können nämlich lose Fasern andersfarbiger Stoffe auf der Wäsche landen und ihr ein unsauberes Aussehen verleihen. Dafür gibt es zwar inzwischen im Drogeriemarkt Schmutz- und Farbfangtücher – wenn man die Wäsche aber sauber trennt, entsteht das Problem erst gar nicht. Auch in Einmannhaushalten lässt sich das Kurzprogramm mit weniger Wasserverbrauch

einstellen, so dass es für einen Mix an Farben – nur, um die Maschine zu füllen – kaum noch ein Argument gibt. Vergraute und ausgelaugte Wäsche zu ersetzen ist teurer.

Erst ab 60 Grad, besser noch bei 95 Grad werden Bakterien und Keime zuverlässig entfernt. Das ist bei Krankenhaus- und Hotelwäsche Bedingung (weshalb hier die hitzeverträgliche Baumwolle oder die hochtechnische Synthetikfaser Tencel eingesetzt wird) und für Ihre Bettwäsche und Handtücher eine echte Empfehlung.

Reinigen: Das „P“ in der symbolisierten Reinigungstrommel im Reinigungsetikett steht für „Perchlorethylen“, einen Chlorkohlenwasserstoff, der auch die Umwelt belastet. Es ist das üblichste Reinigungsverfahren in Deutschland. In diesem Verfahren findet kein Quellvorgang, also auch kein Verfilzen und keine Formveränderung des Stoffes statt. Empfindliche Farben werden weitgehend geschont. Die noch mildere und seltener angewandte KWL-Reinigung mit Kohlenwasserstoffen muss frei von Benzol sein, ist aber weniger geeignet, wenn fleckige Verschmutzungen vorliegen.

Suchen Sie sich bitte unbedingt eine Reinigung, die selbst reinigt – keine Annahmestelle – und gewinnen Sie nach Möglichkeit noch ein paar Kollegen mit ähnlichem Reinigungsbedarf. Bei größeren Stückzahlen ist eine Reinigung auch bereit, mit sich über einen Hol-/Bringservice in die Firma und einen Mengenrabatt verhandeln zu lassen.

 Besprechen Sie mit dieser Reinigung Ihre Vorstellungen vom Ergebnis und erfragen Sie besonders das Bügelverhalten: Eine gute Reinigung bügelt mit der Hand und von innen, so dass keine Nahtzugaben sichtbar werden.

Tipps zur Reinigung:

- Lassen Sie auch körperferne Kleidungsstücke regelmäßig, aus Umweltüberlegungen aber nicht öfter als wirklich nötig, reinigen. Staub und Gerüche wollen regelmäßig entfernt werden, damit die Kleidung frisch ist und aussieht.
- Bringen Sie Ober- und Unterteile Ihres Anzugs immer zusammen in die Reinigung, damit sich die Farben gleichmäßig abreinigen. Der chemische Reinigungsprozess geht mit sehr leichten Farbveränderungen einher, die nach einigen Malen auch sichtbar werden.
- Lassen Sie Hosen mit Elastan nicht mit Bügelautomaten behandeln, welche dehnen und weiten. Elastane mit geringer Rücksprungkraft leiern dann aus und die Hose verliert ihre Form und sitzt nicht mehr, sie wird zu lang, zu weit und unansehnlich.
- Achtung mit speziellen Fleckentfernern vor der Reinigung: Diese können das restlose Entfernen mit anderen Mitteln später erschweren.
- Achten Sie auf das „W“ wie (engl.) „wet“ im Pflegeetikett, wenn Sie nass reinigen lassen wollen. Auch wenn der Oberstoff die Nassreinigung mitmachen würde, sind gerade Jacken und Sakkos selten so ausgestattet, dass sie der Feuchtigkeit standhalten, denn Futter, Einlagen und

auch Schulterpolster können sonst eingehen bzw. krumpeln. Generell aber bringt das Nassreinigungsverfahren ein angenehmes Ergebnis, weil die Gewebefaser durch das Spülen mit Wasser anschließend Frische ausstrahlt und angenehm riecht. Die Nassreinigung gilt als weniger umweltbelastend als die chemische Reinigung.

Wie pflegen Sie also was?

Sakkos, Jacken, Westen, Stoffhosen und Wollmäntel:
Diese Kleidungsstücke werden am besten chemisch oder nass in der Reinigung gereinigt. Wir reden hier von Stoffen, welche die Kombination von Feuchtigkeit und Reibung nicht vertragen und temperaturempfindlich sind, zum Beispiel als Anzug aus einem Super 120 Kammgarn. Moderne Gewebe oder Kombinationen von Geweben sollten wegen der unterschiedlichen Einlaufwerte immer in die Reinigung. Zwischen den Reinigungen klopfen Sie Ihre Anzüge auf dem Bügel hängend aus, um sie von oberflächlichem Staub zu befreien, und bürsten auch die Innenseite der Krägen aus. Wolle und Wollmischungen erholen sich, wenn sie über Nacht ins Bad oder auf den Balkon gehängt werden. Leicht verknitterte Jacken dämpfen Sie leicht von außen und ohne Druck, damit keine Innenverarbeitung von außen sichtbar wird.

Hosen aus Wollstoffen lassen sich auf zwei Punkten mit wenig Druck von innen bügeln, dabei können Sie mit der Bügeleisenspitze unter die Nahtzugaben fahren, damit diese sich nicht abdrücken. Auch Futterstoffe vertragen maximal zwei Punkte.

Strick: Waschbar ausgezeichnete Strickwaren sind selten. Pullover & Co aus Strick bekommen Sie aus verschiedenen, meist gemischten Materialien. Handwäsche ist hier die traditionelle und sichere Empfehlung, vieles können Sie aber auch im Maschinenwollwäscheprogramm waschen. Strickwaren sollten liegend getrocknet werden – manche Stücke werden nämlich sonst ungewollt länger und der Bügel wird in der Schulterpartie sichtbar.

Körpernahe Kleidung: Was auch immer an die Haut kommt – Unterwäsche, Nachtwäsche, Shirts und Hemden – kann aus sehr verschiedenen Fasern sein. Da hier von einer starken äußeren Verschmutzung nicht auszugehen ist, reicht eine Maschinenwäsche bei ca. 40 Grad. Wenn Sie stark schwitzen, geben Sie Ihre hellen Oberhemden aus reiner Baumwolle lieber in die 60-Grad-Maschine.

Unterwäsche: Sie ist normalerweise Teil der Maschinenfeinwäsche, jeweils hell oder dunkel. Achten Sie bitte darauf, die BH's mit Bügeln Ihrer Partnerin im Wäschesack zu waschen, weil sich der Bügel sonst verselbständigen und einen Maschinendefekt auslösen kann. Das kann teuer werden. Wenn Keimfreiheit und entsprechend hohe Waschtemperaturen gewünscht sind, kommen Sie um Baumwollgewebe nicht herum – oder Sie verwenden einen Hygienespüler aus dem Drogeriemarkt.

Sport- und Outdoorbekleidung: Sie ist eigentlich durchgehend aus Hightech-Membranen, die keine hohen Waschtemperaturen lieben. Beachten Sie die TKG (Textil-Kennzeichnungs-Gesetz)-Kennzeichnung wirklich streng, weil gewünschte Haupteigenschaften wie Wasser- und Schmutzabweisen sonst verloren gehen. Die meisten Gewebe werden in einer 30–40 Grad-Feinwäsche ausreichend gespült und gereinigt und trocknen in Null-Komma-nichts.

Jeans

Sie sind ein Thema für sich. Als Kultartikel und Umsatzgarant der vergangenen Jahre hat sich entsprechend auch der Variantenreichtum erhöht. Immer seltener ohne Elastan, stark vorgewaschen oder weniger: Bitte schauen Sie auch hier genauestens auf das Etikett. Die klassische Baumwoll-Denim (Waren, die ursprünglich über den französischen Hafen *Nimes* nach Europa eingeschifft und danach benannt wurden) wäscht sich noch immer bei 60 Grad, während die elastische Schwester mit Kontrastgarnen oder lässiger Waschung nur geringe Temperatur verträgt.

21 Genug mit dem Krawatten-Bashing!

Fast hat man das Gefühl, dass er für mangelnde Führungskultur und hierarchische Strukturen verantwortlich ist. Unternehmen, die beides hinter sich lassen wollen, zieren sich inzwischen sehr gerne mit der Aussage, davon noch nie viel gehalten zu haben und in Zukunft darauf verzichten zu wollen: Auf den Schlips – die Krawatte – den Binder.

Stattdessen präsentiert sich eine Kultur von Jeans-und-Turnschuhen als Aufbruchsignal in eine neue Kleiderwelt. Nur, was will er vermitteln, der neue Dresscode, der unter den Mitarbeitern der gleichen Unternehmen gar nicht so beliebt ist, wie man annimmt?

Unter welchen Bedingungen sieht *oben ohne* eigentlich so richtig gut aus und lässt die Männer zu Gentlemen werden?

Denn die Unternehmen und ihre Lenker und Leiter wollen sicherlich nicht auf die Ausstrahlung verzichten, die mit gepflegter, durchdachter Kleidung verbunden ist. Wertschätzung ist das Zauberwort. Für sich selbst und andere.

Wer nun glaubt, dass dies ein Lobgesang auf die Krawatte wird, irrt sich. Es gibt sogar Verfechter der Meinung, dass der textile Eyecatcher seinem Träger den Hals abschnüre und die Durchblutung im Kopf verringere. Aber das sollte der Träger selbst entscheiden. Denn es gibt einerseits Menschen, die sich von konfektionierter Kleidung beengt fühlen – und andererseits welche, die in Anzug und Krawatte wirken, als seien sie darin geboren worden. Es ist tatsächlich eine Typfrage.

Dem allgemeinen Krawatten-Bashing (engl. öffentliche Beschimpfung) freien Lauf zu lassen, würde bedeuten, dass alle Männer, die diese Kluft bis jetzt kultiviert haben, keine freie Entscheidung hatten. Es stellt die Handlungsweise unendlich vieler Manager und Entscheider rückwirkend infrage und beleidigt jene, die sich auch heute noch aus freien Stücken dafür entscheiden und darin wohlfühlen.

In der Diskussion um den traditionellen Binder wird außerdem nur zu gerne vergessen, dass die Herrengarderobe noch mehr Kleidungsstücke zu bieten hat. Und während ich die Ansicht teile, dass die Krawatte nicht zwingend notwendig ist, um Wertschätzung für mein Gegenüber auszudrücken und dabei Geschäfte zu machen, möchte ich doch für stilvolle und durchdachte Kleidung plädieren. Warum? Und unter welchen Bedingungen schauen wir gerne hin? Was braucht es, um das Auge eines Betrachters oder einer Betrachterin verweilen zu lassen?

Menschen lieben Vorbilder – auch stilistisch. Sie wollen stolz sein auf einen (männlichen oder weiblichen) Chef, der nicht nur erfolgreich *ist*, sondern auch so *aussieht*. Ein Händchen für *Chic* hat der Aura von Erfolg noch nie geschadet. Genauso wie die leichte und manchmal vorteilhafte Distanz, welche durch ein paar unübertriebene Statussymbole oder auch die Kultur der Ansprache mit *Sie* entsteht. Nur was entfernt ist, lohnt den Aufwand, es erreichen und dafür Ehrgeiz entwickeln zu wollen.

Ausbilder, Vorgesetzte, Medienidole und Co. sollten also die Erwartungen und damit verknüpften Enttäuschungen abwägen, bevor sie sich in das Getümmel der allgemeinen *Casualisierung* stürzen.

Krawattentyp oder nicht? Es gibt natürliche und aufwändige Stiltypen. Letztere bringen eine höhere Bereitschaft mit, dem Styling im morgendlichen Ritual Zeit einzuräumen. Ein natürlicher Mann ist in der Regel schnell durch das Bad durch – während sich ein aufwendiger möglichst mehr Zeit nimmt. Dabei wird nicht bewertet – beides ist in Ordnung und eine Typsache.

Genauso gibt es Männer, welche die Raffinessen der Herrengarderobe schätzen, mit viel Freude ausprobieren und zur Kunst machen können – wie so manche Altmeister des guten Stils erkennen lassen. Natürliche Männer dagegen entspannen sich sichtlich, sobald sie die Krawatte ablegen dürfen. Beide können nebeneinander bestehen.

Eyecatcher setzen: Wenn aber auf die Krawatte verzichtet wird, braucht die Erscheinung andere Blickfänge, die sie interessant machen. Ein berühmter Regisseur hat einmal gemahnt, dass man seine Zuschauer nicht langweilen solle – das gilt auch für die Kleidung.

Wer auf die Krawatte verzichtet, braucht lebendigere Stoffe, Farbe zum Gesicht hin – denn Schneeweiß steht vielen nicht – und andere Accessoires wie etwa ein Einstecktuch, das heute auch ohne den Schlips getragen werden kann. Und er braucht den Blick, um diese Dinge zusammenzustellen.

Alternativen zu Jeans und Pulli finden: Im Straßenbild ist die Jeans fast übermächtig, sie ist zur Uniform des Start-up-Zeitalters avanciert. Daher ist es fast eine wohltuende Abwechslung geworden, auf jemanden zu treffen, der sich anderer Kleiderstücke bedient: Eine Tuchhose (Stoffhose) zum sportlichen Hemd beispielsweise, oder eine Weste zur dunklen Jeans, die eben nicht *Blue Denim* ist. Im Übrigen schützt eine Jeans auch nicht vor dem Älterwerden – es gibt sogar Leute, die keine besitzen. Auch das ist eine Typfrage und nicht zu bewerten. Und wer das Krawattetragen liebt, sollte sich auch nie genötigt fühlen, es zu rechtfertigen. Soviel zur Toleranz.

Die Sorgfalt der Erscheinung: Ja, Kleidung ist in einem Wandel – wie Sprache auch. Veränderung sollte aber weniger mit Vernachlässigung assoziiert werden als mit dem kreativeren, modernen Umgang in der Zusammenstellung der Bekleidungselemente.

Eine sorgfältig gewählte Erscheinung – im Gegensatz zu einer mit Statussymbolen überfrachteten – baut auch keine Distanz auf, sondern entfaltet eine Magie, der sich Frauen, Männer, Zuschauer und Mitarbeiter kaum entziehen können: Wir müssen einfach immer wieder hinschauen.

22 Kurzarmhemden – warum eigentlich sind sie so verpönt?

Es spaltet ganze Firmen in Fraktionen der Liebhaber und Gegner: das Kurzarmhemd. Die einen schätzen das luftige Körperklima bei hohen Außentemperaturen – die anderen verachten den Kulturverfall des Business, sobald das Kleidungsstück Thema wird. Tatsächlich gibt es ein paar triftige Gründe, im Geschäftsleben auf kurze Ärmel zu verzichten.

Erstens war das Herrenoberhemd früher die Unterwäsche des Mannes. Die hautsympathische Baumwolle mit hohem Feuchtigkeitsaufnahmevermögen – oder auch das Leinenhemd mit Stehkragen unserer Großväter – war auch ohne ein Leibchen darunter bestens geeignet, das Körperklima zu sichern und die Kleidung darüber zu schonen. Damals, als Kleidung noch kostbar war und lange zu halten hatte.

Zweitens kann die Saumweite eines Kurzarmhemds je nach Kragengröße und Schulterbreite bei den klassischen Modellen ohne weiteres 43 cm erreichen: Wenn sein Träger den Arm dann hebt, sehen wir Dinge, die wir im Geschäftsleben nicht wirklich sichten wollen. Drittens stehen diese kurzen Ärmel dann auch noch ab, insbesondere wenn eine Bügelfalte hineingepresst wurde. Mehrere kurzarmtragende Manager in einem Raum wirken damit eher, als wollten sie gleich abheben. Hat der kurze Arm nun gänzlich ausgedient?

Im Business ja. Die Gegner, die ihre Genugtuung in diesem Moment sicher nicht verhehlen können, tupfen sich indes die Stirn, weil sie im Rausch des Langarmkults dafür in eine andere Falle getappt sind: Viele Herren scheuen den Aufwand des Bügelns und sind daher den bügelfreien Hemden verschrieben. Dagegen ist erstmal nichts einzuwenden.

Gewebe, die ihre Eigenschaften durch eine Mischung zum Beispiel aus Baumwolle (knittert immer, sorgt aber für ein gutes Körperklima) und Polyester (knittert nicht und trocknet schnell) haben, eignen sich tatsächlich gut für einen Haushalt mit geringer Bügelneigung. Anders verhält es sich aber, wenn die erwähnten stets knitternden reinen Cottonfasern erst durch eine nachträgliche Ausrüstung bügelfreie Eigenschaften bekommen haben. Die chemische Behandlung, die das Gewebe flächig abdichtet, übersteht in der Regel 30 bis 35 Waschzyklen. Wer eine gefühlt hohe Körpertemperatur hat und sich in so einem Hemd noch unter einen Scheinwerfer stellt, kommt schnell ins Schwitzen. Für einen Mann, der sein Kurzarmhemd geliebt hat, weil es luftiger ist und er sich deswegen wohler fühlte, ist der bügelfreie Langarmbruder also keine Lösung.

Tipps um die tägliche Hemdenwahl – was geht wann?

- Kurzarmhemden gehen nur in der Freizeit und nur in den modernen Formen mit schmaler Saumweite, die fast so eng am Bizeps abschließen wie ein Poloshirt. Das setzt einen halbwegs trainierten Oberarm voraus, damit es gut aussieht.
- Alternativ krempeln Sie lieber einen langen Ärmel hoch.
- Akzeptieren Sie das edle Knittern Ihres reinen Baumwollhemds als natürliche Folge der Fasereigenschaften. Leinen ist schlimmer.
- Tragen Sie bügelfrei ausgestattete Qualitäten nur, wenn Sie wenig schwitzen oder sogar ein frierender Mensch sind – und niemals für wichtige Präsentationen (die stets

einen kleinen Adrenalinstoß mit sich bringen) oder bei Bewegung, zum Beispiel beim Tanzen.

- Ziehen Sie die Achselrasur in Erwägung. Für viele Männer ist es heute sogar selbstverständlich.
- Zum Hochkrempeln des langen Ärmels muss die Manschette einfach sein. Ein Hemd mit doppelter Umschlagmanschette, die stets mit Manschettenknöpfen getragen wird, ist dafür nicht gedacht. Planen Sie das im Hochsommer mit ein – auch wenn Sie in der Etage, in der Manschettenknöpfe *dazugehören,* längst angekommen sind. … oder Sie die schicke Doppelmanschette einfach klasse finden.

23 Charmant-markant altern – und mit den Jahren immer besser werden

Was tun wir nicht alles, um die Zeit anzuhalten. Die Waffen: Lässige Kleidung gegen den Großvater-Verdacht, Lifestyle-Sportarten und Work-out gegen die Gourmet-Wölbung, gelegentlich auch das Skalpell gegen verräterische Wangenkonturen sowie – gerade für Männer – zunehmend Cremes und Lotionen gegen Erfahrungslinien. Der Feind: Zeit und Schwerkraft.

Der Wunsch des Menschen, die Zeit unsichtbar zu machen, mobilisiert ganze Industrien – immer mehr auch für Sie als männliche Zielgruppe. Denn Hand aufs Herz: Es macht einfach Spaß, attraktiv zu sein. Alterslos. Anziehend. Deshalb kämpfen wir ihn alle – den Kampf gegen die eigene

Vergänglichkeit. Es gibt kaum jemanden, der sich dem entziehen kann.

Das eigene Alter kann und sollte man aber nicht verstecken: Jeder kommt dran! Deshalb tut man besser etwas für die Würde, mit der Mann altert. Eine Story wie diese aus Sicht einer Betrachterin adelt niemanden:

„Ein gutaussehender junger Mann musste er gewesen sein. Die bernsteinfarbenen Augen boten einen spannenden Kontrast zur sonnengebräunten Haut und dem fast zu silbernen Haar und ließen den Glanz seiner Jugend erahnen. Heute allerdings wirkten die jugendlichen Symbole, das etwas zu lange gewellte Haar und die zu enge Jeans zum Anzugjackett etwas unvermittelt. Billige Visitenkarte auf dünnem Papier, untrainierte Körpersilhouette und von allem in der Erscheinung ein Quentchen zu viel: Der in die Jahre gekommene Herr, der sich bei einem Businessevent als Finanzberater vorstellte, hatte genau, was man bei einem Menschen, dem man sein Geld anvertraut, nicht sucht."

Das Risiko ist groß und der richtige Pfad eine echte Gratwanderung: Einerseits lassen wir uns von Werbung, Mode und der *Casualisierung* des textilen Auftretens immer mehr Richtung sportlich-jugendlicher Outfits verführen. Andererseits – und vielleicht sogar glücklicherweise – ruft die demografische Entwicklung eine neue Gattung von Vorbildern auf den Plan: die Age-Models. Das sind meist sehr gepflegte und vitale Persönlichkeiten ab 45, die eine Gemeinsamkeit teilen: Sie haben sich dem Lauf der Zeit nicht tatenlos hingegeben und gleichzeitig gelernt, zu ihren Jahren zu stehen. Das eine sorgt für harmonische, nicht zwingend schmale Körperkonturen und gepflegte Falten – das andere für Ausstrahlung.

Age-Models halten nicht an ihrer Jugend fest: Ein herrenhafter Hut – warum nicht? Aber eben nicht in taubenblau und schon gar nicht kariert. Stilvorbilder kennen die Maxime: Je gedeckter die Farbe, desto klarer das Material. Je gemusterter ein Kleidungsstück, desto schlichter oder glatter der Rest.

Ein kluger Mann baut auch vor: Als echter Spätzünder zeigt der Körper die Folgen Ihres Tuns oder Nicht-Tuns nämlich erst zeitversetzt. Was Sie heute für sich tun (oder nicht), sieht man Ihnen oft erst in zehn Jahren an. Es sind die kleinen Dinge und regelmäßigen Gewohnheiten, die einen Körper in Form bringen oder das genaue Gegenteil bewirken. Viele ungeliebte optische Eigenheiten beruhen nämlich auf schlechten Gewohnheiten. Wer beispielsweise allabendlich mit Kissen im Rücken und in Schräglage das Kinn auf die Brust klemmt und Romane liest, darf sich nicht wundern, wenn sich – auch wenn er sonst schlank ist – statt des leichten Polsters unter dem Kinn ein echtes Doppelkinn manifestiert. Ein kritisch-analytischer Blick auf genau diese kleinen Gewohnheiten zahlt sich in späteren Jahren aus. Der strenge Blick tut auch in diesen Punkten gut:

Verjüngungsmaßnahmen: Kontrast betont. Das ist großväterliche Weisheit. Während also ein Teenager im Altherren-Tweed absolut smart aussehen kann, adelt der britische Klassiker seinen Vater noch lange nicht. An reifen Personen muss er nämlich mit jungen Elementen kombiniert werden, damit er nicht antik wirkt – zum Beispiel mit einer dunklen Jeans. Umgekehrt können zerrissene Jeans, Rucksack und die kurze Lederjacke an einem erwachsenen Mann – je nach Typ und Berufsbild – auch peinlich wirken. Tappen Sie bitte nicht in die Falle der juvenilen Attribute, auch wenn Sie im Herzen noch jung sind. Und fragen Sie ihren besten Freund – den Fotoapparat. Er zeigt Ihnen, wie es andere sehen.

Trends aus vergangenen Dekaden: In der schnellen Entwicklung unserer Zeit werden ein paar Jahre schon zur Epoche – jedenfalls stilistisch. Das bedeutet, dass gelebte Trends, die ein paar Jahre her sind, schnell alt machen können. Man sollte Ihnen nie am Styling ansehen können, wann Sie jung waren. Modische Neuauflagen der 60er, 70er und 80er werden nämlich nur in ihren Grundzügen wiederbelebt – aber ganz anders kombiniert und in neuen Stoffen umgesetzt. Darum funktioniert das 1:1-Revival der eigenen Jugendtrends nie! Jedenfalls nicht in der Kleidung – denn wer möchte schon als Fossil seiner eigenen Jugend herumlaufen?

Musik aus der Vergangenheit zu hören, ist dagegen eine geliebte nostalgische Zeitreise, die glücklich machen kann.

Körperhaltung und Körpergewicht: Eine aufrechte Körperhaltung strahlt Dynamik aus, welche mit Jugend assoziiert wird. Denn Muskeln, die unter anderem auch die Körperhaltung tragen, werden mit zunehmendem Alter abgebaut. Spätestens, wenn auch das Unterhautfettgewebe des Gesichts der Schwerkraft folgt und Sie sich nicht für eine Schönheits-OP erwärmen können, stellt sich für viele die berühmte Frage, ob Sie sich für einen straffen Körper *oder* ein glatteres Gesicht entscheiden wollen: In einem hageren Gesicht wirken Erfahrungslinien nämlich deutlich zerfurchter als auf dem von Unterhautfett gestrafften Gewebe eines Menschen, der Essen öfter genießt. Zuviel Körperfülle dagegen – und wir reden hier nicht von den üblichen drei Kilo Spielraum – lässt schnell behäbig und unbeweglich erscheinen. An einer jungen Person mit glatter Haut wiegt Übergewicht noch nicht so schwer, später, ab einem gewissen Alter aber schon. Wenn Sie also damit beginnen, *die schönste Sache der Welt* und weitere körperliche Aktivitäten durch Fernseh- und Chips-Konsum zu ersetzen, sollten Sie aufhorchen. Gerade im Alter sollte ein Mann in jeder Hinsicht körperlich aktiv bleiben.

Zu große oder zu kleine Kleidung: Beides ist auch an jungen Menschen nicht empfehlenswert. Zu klein gewählte Passform zeichnet gnadenlos jedes Gramm nach, und das Gewebe wird mit zunehmendem Alter nicht straffer. Irgendwann beginnen sich die Linien nach unten zu neigen, zum Beispiel in der seitlichen Rückenpartie.

Der Effekt zu kleiner Kleidung lässt sich aber auch an hochmodischen Herren beobachten, welche sich dem Trend der zu schmalen und zu kurzen Hosen mit bunten Socken beugen und auf einmal wirken wie Pennäler.

Im hohen Alter jenseits der 70 verliert der Körper meist an Volumen, insbesondere an Schulter und Brustkorb, was ihn ebenfalls aus der Form bringt und dazu führt, dass die Sachen von früher nicht mehr sitzen, weil sie am Körper herunterhängen. Da müssen neue her! Denn Kleidung, die zu groß ist, lässt alte Menschen älter, junge Menschen jünger – und beide etwas hilflos – wirken. Souverän wirkt in jedem Alter, wer Kleidung trägt, die passt.

Körperpflege: Als Senioren outen sich auch Herren, die den im Alter stärker wachsenden Haaren an Augenbraue, Nase und Ohren nicht den Kampf ansagen. Die wollen öfter als früher gestutzt werden, genauso wie die Nackenpartie. Der Körper verändert sich im Laufe der Jahre, verhält sich und reagiert anders. Die täglichen Pflegegewohnheiten sollten das berücksichtigen, indem man die genannten Partien öfter kontrolliert. Ein älter werdender Körper will nicht weniger, sondern mehr Aufmerksamkeit – und mehr Pflege.

Wenn die Augen nicht mehr so scharf sehen, gibt es genug Spezialisten, die das übernehmen, zum Beispiel Fußpfleger, die einem Verrenkungen ersparen, oder Barbiere, die Ihren Bart in Form bringen, wenn etwa schmerzende Hände die Rasur nicht mehr so richtig mitmachen wollen.

Geistige Haltung: Man spricht von *garstigen Greisen*, wenn Menschen in späten Jahren unleidlich und ungenießbar werden. Es gibt kein Recht, das man sich mit dem Alter erwirbt, welches einem erlauben würde, seiner Umwelt grummelnd und unhöflich zu begegnen. „Grace of mind", die Eleganz des Geistes, gilt auch im Alter. Wer mit sich und seinem Leben unzufrieden ist, sollte die Lücken, die dazu führen, ansehen und Versäumtes schnell nachholen. Umstände lassen sich nicht immer ändern – aber die Haltung dazu. Denn alt wirkt, wer sich irgendwann für fertig hält und die Neugier auf das Leben und andere Menschen verliert.

Für Menschen jeden Alters sowie für andere Kulturen offen zu sein und Ihnen Wertschätzung entgegenzubringen, hält jung und lebendig – unabhängig vom Alter.

Vielleicht haben Sie an sich selbst noch andere Dinge festgestellt, die Sie verändern möchten, um geistig und körperlich fit zu bleiben. Wie wäre es zum Beispiel damit, im reifen Erwachsenenalter noch eine neue Sprache zu lernen? Denn fest steht: Alt *sein* ist eine Sache – alt *aussehen und wirken* eine andere.

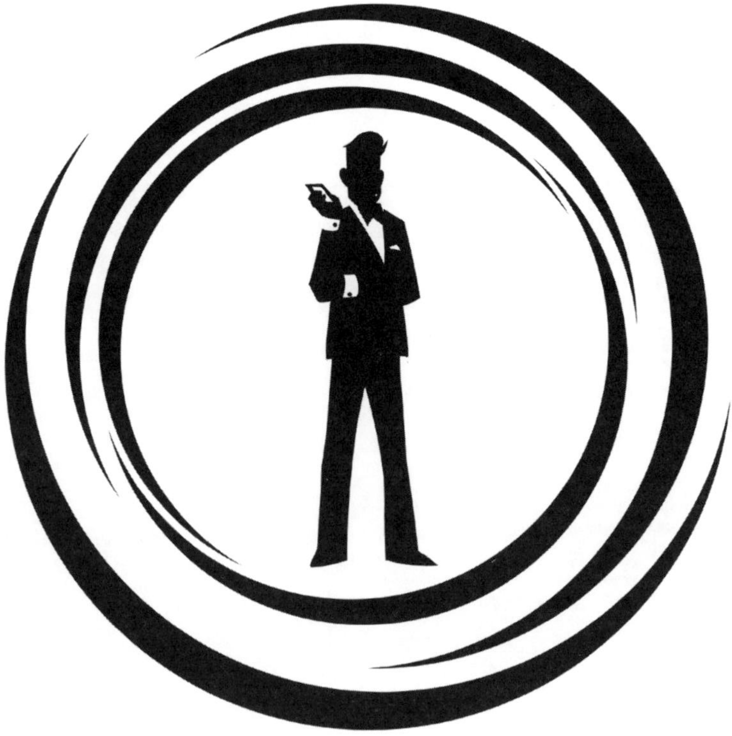

24 Im Überblick – Dresscodes im Geschäftsleben

Souveränität im Auftritt fußt nicht zuletzt auch auf dem Bewusstsein, so angemessen gekleidet zu sein, dass man sich in einem Rahmen ganz selbstverständlich bewegen kann.

Erst wenn alles stimmt, kann man seine Kleidung vergessen, erst dann wird sie zu dem, was sie ist: Zu einer sehr wichtigen Nebensache. Die Lockerung der Bekleidungsrituale im Straßenbild – und folgerichtig auch der Vorbilder und Vorschläge aus der Mode – haben in den vergangenen Jahren auch in den Firmen für viel Unsicherheit gesorgt. Denn heute kommen die Trends von der Straße und werden von der Mode nur gespiegelt. Deshalb werden die Dresscodes für Business und formelle Anlässe in den nächsten beiden Kapiteln beschrieben und die geschäftlichen Dresscodes um eine *Lightversion* erweitert, die sowohl bei Sommerhitze Anwendung findet als auch der Lockerung dienen kann.

Nach dem Motto „Learn the rules so you know how to break them properly“ (engl.: Lerne die Spielregeln, damit Du sie kenntnisreich zu brechen weißt.) möchte ich Ihnen hier einen Überblick geben, der sich auf den Einladungsgrund und den zeitlichen Vorlauf genauso wie auf die Location bezieht. Beides können nämlich zuverlässige Gradmesser sein, wie formell Ihr textiler Auftritt erwartet wird.

Einladungsgrund

offiziell (Einladung drei bis neun Monate vorher)	
klassisches Business (entsprechend Terminplanung)	Businesskleidung entsprechend der Branche und Firmengröße.
off-business/privat (Einladung ein bis zwei Monate vorher)	Casual oder Business Casual: eines von mehreren Teilen Sakko, Weste oder Hose sollte „Business“ ausstrahlen, die Krawatte hat Pause.
spontan/privat	Casual: gepflegter Freizeitlook mit bequemen / Sportschuhen
	alltägliche Umgebung /Kleinkunst/gemütlich

Rahmen/Location

Festliche Kleidung, die aber nicht staatsträchtig aussehen darf, also kein Smoking: Dunkler Anzug mit Manschettenknöpfen und Einstecktuch sind passend, die Krawatte darf weg bleiben, wenn alle anderen Accessoires edel sind und der Gastgeber ebenfalls keine trägt.	**Festliche Kleidung** von Smoking bis zum dunklen Anzug mit passenden Accessoires. Krawatte oder Fliege sind zu empfehlen.
Business bis Smart Business: Ein Anzug wird erwartet, und auch kreative Berufe sollten hier zumindest zum Sakko greifen.	**Smart Business oder Cocktail:** Der Anzug sollte dunkler sein und gerne dreiteilig. Da solche Anlässe meist repräsentativ sind und oft auch internationale Partner anwesend, sollte auch eine Krawatte sein.
Smart casual: Tragen Sie gehobene Freizeitkleidung, bzw. integrieren Sie ruhig auch festliche Elemente, zum Beispiel ein Hemd mit Manschettenknöpfen zur dunklen Jeans. Das macht den Look smart.	**Cocktail:** Der Anzug sollte dunkler sein und gerne dreiteilig. Konservative Gastgeber bestehen auf Krawatte, ansonsten sind Einstecktuch und Manschettenknöpfe passend.
Come as you are: Bei spontanen Einladungen können Sie nur so erscheinen, wie Sie gerade sind – sollten den Gastgeber aber darauf hinweisen. Für solche Gelegenheiten lohnen sich schicke Accessoires, mit denen Sie „aufrüsten“ können, z.B. auf Reisen.	
gehoben	edel

Rahmen/Location

Bitte machen Sie sich aber auch die Erwartungen anderer bewusst:
Um die richtige Wahl zu treffen, sollten Sie als Erstes klären, wer Ihre Ansprechpartner sein werden. Denn der Anlass und der Empfänger der Botschaft müssen nicht identisch sein. Ein Casual-Anlass beispielsweise bedeutet noch lange nicht, dass Ihre Gesprächspartner auf Formalität keinen Wert legen. Hier stehen die größten Fettnäpfchen parat: Hochrangige Personen und internationale Geschäftspartner erwarten Statussymbole und Angezogenheit – auch wenn sie sich auf dem grünen Rasen treffen.

Daher ist die Vorbereitung, wen Sie treffen werden, ein Teil Ihres Erfolgs. Im Umgang mit Menschen, die auf Formalität Wert legen, gelten die Spielregeln der Businessdresscodes – egal wie leger der Veranstaltungsrahmen sein mag. Das ist wie bei einem Bewerbungsgespräch: Da informieren Sie sich ja auch, wie der Umgang in einer Firma ist und welchen Hintergrund Ihr Gesprächspartner hat.

25 Im Detail – Businessdresscodes und ihre *Light*-Version bei Sommerhitze

Im Dschungel der Bekleidungsempfehlungen ist es nicht nur für den einzelnen, sonders besonders auch für Teams und Unternehmen sinnvoll, sich gemeinsam zu überlegen, „wie wir in Zukunft zu unseren Kunden gehen wollen". Denn der Kunde kauft letztlich nicht die Ware – er kauft das Gefühl, das er hat, wenn er sich für einen Kauf oder Zuschlag entscheidet.

Heute ist Persönlichkeit gefragt, und die will der Kunde Ihnen auch ansehen, unabhängig davon, ob als einzelner Typ oder als Marke. Wenn sie zusammengehören, die Person und die Marke, dann muss der Auftritt in Einklang sein.

Dabei können für verschiedene Kundengruppen durchaus unterschiedliche Dresscodes definiert werden.

Die stereotype und immer wieder gleiche Branchenkleidung ist da eher kontraproduktiv: Sie unterstützt weder die Aura des Verkäufers noch die Marke. Es wird also Zeit, über firmenindividuelle Looks und Dresscodes zu sprechen, welche die Persönlichkeiten der Mitarbeiter ganz selbstverständlich mit einbezieht und ihnen Raum gibt. Einen Rahmen, der zur Firma passt – aber den Hauptdarstellern größtmöglichen Entfaltungsspielraum bietet.

Wie bei einem Theaterstück ist die Bühne bekannt: Das ist der Markt. Der Regisseur gibt die Richtung vor: Das sind die Firma und deren Führung. Und der Schauspieler füllt die Rolle mit seinem besten beruflichen und persönlichen Können sowie mit seiner Leidenschaft: Das sind Sie – jeder für sich.

Die Vorteile eines einheitlichen Stil-Leitfadens:

- Die Marke und wofür sie steht, wird auch ohne Worte verständlich.
- Je klarer die Aussage, desto eher werden Kunden und Partner angezogen, die dazu passen.
- Ein moderner Auftritt ist attraktiv für bessere Bewerber (Employer Branding).
- Neue Kollegen und *alte Hasen* finden eine bessere Verständigungsebene.
- Neue Mitarbeiter haben von Anfang an Sicherheit im Auftritt vor Kunden.
- Der Blick auf den Kunden und wie man ihn erreicht, verbessert den Fokus und ist überdies teambildend.

Nehmen wir mal den Anzug: Er kann klassisch-elegant, sportlich oder avantgardistisch sein – aber er bleibt ein Anzug und hat somit eine andere Ausstrahlung als eine Jeans. Es ist also wichtig, mit den Teammitgliedern nicht nur über einen zielgruppengerechten Dresscode – sondern auch über ihren individuellen Stil zu sprechen.

Smart Business: Bei Vorstandssitzungen, internationalen repräsentativen Meetings und abendlich-festlichen Geschäftsanlässen ist er üblich. Als Mann tragen Sie einen dunklen, vorzugsweise dreiteiligen Anzug mit Weste, eventuell mit einem formellen Nadel- oder Schattenstreifen (also einem Strukturstreifen ohne Farbunterschiede). Manschettenknöpfe und Einstecktuch, elegante Schuhe und Krawatte oder Fliege runden das Bild ab. Der smarte Effekt solcher

Anlässe wird aber zur Herausforderung, wenn draußen hohe Temperaturen herrschen, dann kann die Menge an Kleidungsstücken ungemütlich werden.

Smart Business bei Hochsommerhitze: Mit einem edlen Hemd mit verdeckter Knopfleiste, Manschetten und Manschettenknöpfen wirken Sie automatisch elegant. Ein guter Veranstalter oder Gastgeber wird bei Hitze moderieren, also einleitend vorschlagen, dass die Krawatte wegbleiben darf. Heutzutage geht das auch zum smarten, dreiteiligen Anzug. Ein Einstecktuch in der Brusttasche veredelt den Look und wärmt auch nicht. Dann sollten Sie sich für das elegante Tuch aus Seide entscheiden und tragen es in Rosettenform, nicht das weiße, glattgelegte aus Baumwolle.

Je nach verwendetem Futterstoff kann ein Sakko an Hitzetagen richtig unangenehm werden. Sehr gut geeignet ist stattdessen eine Weste, die das Sakko ersetzt. Bei Smart-Businessanlässen darf sie sogar aus einem festlichen *Jacquard* sein und einen leichten Glanz haben. Da die für Anzüge verwendeten Oberstoffe heute sehr viel leichter und feiner sind als früher, ist auch der Westenrücken meist aus Stoff.

Business/Daily Business: Der Dresscode im Tagesgeschäft verlangt ein Outfit entsprechend der Gepflogenheiten Ihrer Firma und Branche. Was in konservativen Branchen also tatsächlich ein Anzug sein sollte, bei dem Ober- und Unterteil aus einem Stoff sind, kann in einer Werbeagentur durchaus mit *Jeans und Sakko* interpretiert werden. In manchen Unternehmen fällt auf, dass die Männer im Anzug – und Frauen in gleicher Position in Strickensembles erscheinen. Das verändert die interne, nonverbale Hierarchie zu Ungunsten der Frauen. Ihre geschätzte Kollegin ist Ihnen sicherlich dankbar für den Hinweis.

Der Look im Tagesgeschäft wird leider oft zu selbstverständlich – und damit nicht wichtig genommen. Dabei ist, was wir täglich tragen, auch ein Symbol für uns selbst und die gelebte Kultur in einem Unternehmen. „Nur im Backoffice“ zu arbeiten sollte daher noch lange nicht bedeuten, dass die Kleidung unwichtig ist.

Businessdresscode bei Hochsommerhitze: Wenn die Temperaturen klettern, geraten viele Männer in Verlegenheit. An diesen Stellschrauben können Sie drehen: 1. leichtere Stoffe mit geringerem Synthetikanteil, 2. weitere Schnitte, 3. die Art der Teile, also zum Beispiel Weste statt Sakko.

Ein weites Hosenbein ist übrigens wesentlich luftiger als ein schmales. Soviel zu den modisch-schmalen Hosenbeinen in der Herrenkonfektion. Wo der Anzug angesagt ist, lohnt es sich, einen halbgefütterten Sommeranzug anzuschaffen. Wenn Sie das Sakko ganz weglassen und wissen, dass Sie es den ganzen Tag auch nicht anlegen werden, profitieren Sie von einem farbigen Hemd. Das gebleichte Weiß ist wie weiter vorne im Buch beschrieben oft durchsichtig, während schon ein *Offwhite* weniger transparent ist. Ein farbiges oder auch fein gemustertes Hemd ist zudem wesentlich interessanter als ein reinweißes zur Businesshose. Aber Achtung: Je dunkler die Hemdfarbe, desto besser werden Schweißflecken sichtbar. Manche Herren schwören deshalb inzwischen auf die Achselrasur, die zwar das Schwitzen nicht mindert, aber den typischen großen Fleck unter dem Arm vermindert. Im Sinn des haarlosen Zeitgeistes ist es übrigens auch für viele Damen inzwischen normal geworden, dass sich ihr Partner Körperhaare entfernt oder entfernen lässt.

Und auch in dieser Light-Version bietet die zur Hose passende Anzugweste im Hochsommer eine echte Alternative. Im Businessdresscode kommen Sie als Mann allerdings am geschlossenen Schuh und bestrumpften Füßen nicht vorbei – ganz gleich, wie hoch die Temperaturen steigen. Ersetzen Sie aber Ihre Wollstrümpfe durch leichte Strümpfe aus Baumwolle.

Business Casual nennt man den Dresscode für geschäftliche Treffen in einem *anderen* Rahmen, zum Beispiel Freizeitgestaltung nach Firmenseminaren, die Gartenparty beim Chef oder ein zwangloses Abendessen mit Geschäftspartnern. Gerade hier wird oft *Business gemacht* und Ihr Verhalten und Ihr Outfit werden genau registriert. Die Interpretation des Dresscode fällt leichter, wenn Sie das Wort *Casual*, welches mit *zwanglos* oder *salopp* übersetzt wird, aus Ihrem Kopf streichen. Beides sind wir allenfalls zu Hause, nicht aber im Umgang mit Geschäftskontakten. Der Chef beispielsweise bleibt der Chef – auch wenn er bei so einer Gelegenheit auf Formalität verzichtet. Er will wissen, wer sich auch dann noch professionell verhält.

Sportive Kleidungsstücke wie Pullover oder Jeans sollten immer hochwertige Markenartikel sein. Die Krawatte hat Urlaub.

Business Casual bei Hochsommerhitze: Für einen Business-Casual-Anlass können Sie auch einen Griff in Ihre Privatgarderobe tun. Ein gepflegtes Businesshemd zum Beispiel verträgt sich ohne Weiteres mit einer leichten Stoffhose oder Ihrer Chino und einem Leinenschuh oder Mokassin. Nackte Männerfüße in Sandalen bleiben allerdings Ihre Privatangelegenheit, egal, wie gepflegt sie sind. Und Sie dürfen auch den Hemdärmel hockrempeln, was allemal besser als ein Kurzarmhemd ist. Alternativ geht auch ein Polohemd, das aber gleichmäßig in der Farbe und nicht ausgewaschen sein darf.

Der Designer Giorgio Armani hat einmal gesagt: „Eleganz bedeutet nicht aufzufallen, sondern in Erinnerung zu bleiben." Von ihm stammt übrigens auch der Begriff der „armanisierten Farben", deren Spektrum im Braun-Beige-Bereich liegt und die mit einer edlen Ausstrahlung assoziiert werden. Im legeren Bereich sind auch hellere Kleidungsfarben passend, gerade in diesem Farbspektrum aber sollten Sie *Ihren Ton* treffen: Warme Beigetöne, wenn auch Ihr Hautton warm ist, kühle Grau-Beige-Nuancen, wenn

Sie das besser aussehen lässt. Bitte machen Sie unbedingt den Foto-Check.

Smart Casual: Wie der Name schon sagt, reden wir hier von einem privaten Dresscode, der sehr nah an *Business Casual* angelehnt ist. Nur gibt schon der Name ein anderes Selbstverständnis vor: Während *Business Casual* bedeutet, dass Sie geschäftlich unterwegs sind, sich aber in den Formalien etwas entspannen können, bedeutet *Smart Casual* die private Komponente: Sie sind privat und machen sich schick.

Die fließenden Übergänge von Beruf zu privat und umgekehrt drängen allerdings den Gedanken auf, dass wir auch im Geschäftsleben *irgendwie privat* und doch meistens präsent sind. Bei Weihnachts- und Firmenfeiern wird der Dresscode oft aufgerufen. Als Anwendung auf den Beruf ist der Look ein lässiger, *privater Look,* der elegant ist und am besten ein businesstaugliches Teil zeigt. Sie tragen also eine Freizeithose oder eine Jeans, die nicht verwaschen ist. Auch *Blue Denim* ist erlaubt. Dazu kombinieren Sie Businessschuhe (keine Sneakers) und gerne ein farbiges, edles Langarmhemd, nach Bedarf Pullover oder Pullunder.

Alternativ können Sie zur Businesshose/Anzughose einen Feinstrickrolli tragen und das Sakko in Griffweite behalten. Bitte stimmen Sie Gürtel und Schuhe für einen smarten Look farblich aufeinander ab.

Come as you are: Auf Einladungen finden Sie manchmal diese Angabe. Der Bekleidungsvermerk ist ein Zugeständnis an die verschiedenen Terminlagen und Berufsgruppen und findet sich häufiger bei Netzwerkveranstaltungen verschiedener Professionen, persönlichen Einladungen und Clubevents. Der Veranstalter will den Gästen ersparen, sich umziehen zu müssen. Diplomatisch ist edle Businesskleidung entsprechend Ihrer Branche, die Sie gerne noch ein wenig ab- oder aufrüsten können – etwa durch das Wechseln von Schuhen oder das Ablegen der Krawatte.

26 Im Detail – gesellschaftliche Dresscodes

Sie decken alle festlichen Anlässe im beruflichen und privaten Umfeld ab und orientieren sich traditionell an der Bekleidung des Mannes. Gerade in der nachwachsenden jungen Generation der in der zweiten Hälfte der 90er Jahre Geborenen erleben die festlichen Dresscodes wieder einen wahren Hype und werden nicht selten auch für andere Anlässe herangezogen. Die klassische Interpretation sieht folgende Bekleidungsrituale vor:

White Tie gilt für hochoffizielle Gelegenheiten wie Einladungen zu Bällen, Banketten, Jubiläen, Festakten und die Abendeinladung großer Hochzeiten. Außerhalb von Adelskreisen ist dieser Dresscode tatsächlich nur noch sehr selten. Sie tragen einen geliehenen oder Ihren Frack, Frackschleife, Manschettenknöpfe und Taschenuhr. Das Frackhemd dazu hat eine gestärkte Brust und einen Kläppchenkragen mit umgelegten Kragenecken, welcher den Querbinder, wie die Fliege auch genannt wird, besonders schön zur Geltung bringt. Dazu kombiniert ein Gentleman Lacklederschuhe und eine Frackweste oder stattdessen einen Kummerbund.

Black Tie/Tuxedo: Diesen Bekleidungsvermerk finden Sie bei Hochzeiten, Standesamt, Vernissagen und gesellschaftlichen Festen. Manchmal steht auf der Einladung auch einfach nur „Festliche Kleidung".

Die schwarze Fliege beim Mann wird klassischerweise zum Smoking kombiniert. Wenn dieser in Ihrer Garderobe fehlt, nehmen Sie Ihren dunkelsten gut geschnittenen Anzug – wie bei *Smart Business* auch. Es ist immer besser, etwas weniger formelles in einer exzellenten Passform zu tragen als einen geliehenen Smoking, der nicht passt.

Cocktail/Dunkler Anzug: Der Name dieses Dresscodes bezieht sich ursprünglich auf den Anlass: Eine gesellschaftliche Begegnung im festlichen Rahmen, die sich zwischen Nachmittag und Abend bewegte. Heute steht *Cocktail* auch für den Dresscode zwischen *Black Tie* und *Smart Business*. Festliche Garderobe ist angezeigt: Als Herr tragen Sie einen dunklen Anzug, gerne auch in Anthrazit oder Marineblau mit Weste und Krawatte oder Smoking, Manschettenknöpfe und ein entsprechendes festliches Hemd mit passenden Schuhen.

Graue Anzüge werden meistens als sogenannte Melangeware angeboten, das heißt, dass im Stoff noch faserige Weißanteile sichtbar sind, die das Grau beleben sollen. Im Dresscode *Dunkler Anzug* allerdings ist es schöner, auf eine Ware zu achten, die gleichmäßig durchgefärbt ist.

27 Schicker als der Chef

Besser gekleidet zu sein als der Boss gilt unter Eingeweihten als Todsünde. Zu nahe liegt die Vermutung, dass – wer es wagt, sich in den Vordergrund spielen möchte und selbst auf den Chefsessel reflektiert. Insbesondere, wenn der Obere ein Modemuffel zu sein scheint, kommen die Style-Liebhaber unter uns schnell in die Bredouille. Für die richtige Strategie lohnt sich also ein Blick darauf, was *besser* und *schicker* eigentlich bedeutet:

Erstens geht es um den Dresscode, die Statussymbole und die Insignien der Macht. Der Dresscode einer Firma ist tatsächlich Sache der Geschäftsleitung, weil er verbindlich festhält, wie sich ein Unternehmen gegenüber Kunden und der Welt präsentiert – und wo es sich positionieren möchte. *Business* oder *Smart Business*? Oder auch *Business Casual*? Den Ausschlag geben schließlich die Ansprechpartner, die es zu erreichen gilt, und die Preislage des Produktrahmens. Bodenständige Produkte verkaufen sich im schwarzen Anzug mit Manschettenknöpfen nun mal suboptimal.

Mit dem gehobenen Dresscode der Chefetagen sind aber auch Details verbunden, die teuer wirken, weil sie früher auch teuer waren. Die erwähnten Manschettenknöpfe etwa, die mit Wappen und edlem Metall den Hauch des Elitären ausstrahlten. Heute sind sie (ohne Familienwappen) zu ganz anderen Preislagen und für jeden erschwinglich und werden damit eher zu einer Frage des Geschmacks.

Und da kommen wir zum zweiten Punkt, nicht *besser,* sondern *schicker:* Was nun ist echter *Chic?* Dieser hat tatsächlich mehr mit dem Sein als mit dem Schein zu tun: Was bringen die schönsten Statussymbole, wenn sie dem Menschen nicht stehen und fremd an ihm wirken? Was eine Persönlichkeit – nicht das, was sie trägt – zur Geltung bringt, ist die Kunst der Abstimmung von Stoffen, Farben & Co. auf die individuellen Proportionen, die Körperlinie und den Typ. Ein Businessanzug beispielsweise kann klassisch, avantgardistisch, lässig oder sportlich sein – er bleibt ein Anzug. Aber richtig gut sehen beide nur aus, der Träger und der Anzug, wenn sie zueinander passen.

Müssen wir also auf schicke Kleidung verzichten, wenn unser Chef für das Thema nicht viel übrig hat? Zum Glück eben nicht – wenn wir diese Symbole der Chefsprache respektieren und feinfühlig damit umgehen.

Maßkleidung: Ihr Anzug darf durchaus „Maß" sein – nur verzichten Sie darauf, sie als solche zu kennzeichnen. Ärmelknopflöcher als Zeichen der Maßarbeit lassen Sie eben nicht aufknöpfbar fertigen, und auch das Label des Herstellers behalten Sie besser für sich. Den perfekten Sitz erkennt meist ohnehin nur, wer sich dafür interessiert – nicht aber ein modeunlustiger Chef.

Die Menge der Accessoires: Einstecktuch, Markenkrawatte, Manschettenknöpfe und womöglich noch eine Weste zum Anzug sprengen den *Businessdresscode* der meisten Branchen. Sie adeln aber den Look bei *Smart-Businessanlässen*. Im Alltag beschränken Sie sich am besten auf ein bis maximal zwei dieser Elemente und tragen davon nicht mehr als Ihr Vorgesetzter. Geschmackvoll dürfen und sollten diese Stücke trotzdem sein.

Uhr und Manschettenknöpfe dürfen wertig und nie protzig sein. Eine Gravur kann auch bei Kunden zu viel des Eindrucks sein. Da die Marke der Uhr einen Rückschluss auf den Preis zulässt, informieren Sie sich – und tragen nicht teurer als Ihr Chef.

Lederwaren: Schuhe und Aktentasche sind die Klassiker unter den Statussymbolen. Liebhaber kennen auch bei jeder Schuhmarke den Preis. Wichtiger aber ist das, wofür sie stehen: gute Verarbeitung, die Qualitätsbewusstsein signalisiert. Bei Ledertaschen zum Beispiel sind es die eingeschlagenen Kanten als Zeichen einer aufwendigen und hochwertigen Produktion.

Ihren Markenfüller und den teuren Regenschirm lassen Sie zu Hause – bis er selbst diese besitzt. Und das wäre, je nach Firma und Budget, ja auch mal eine stilvolle Geschenkidee. Darüber freut sich auch die Chefin.

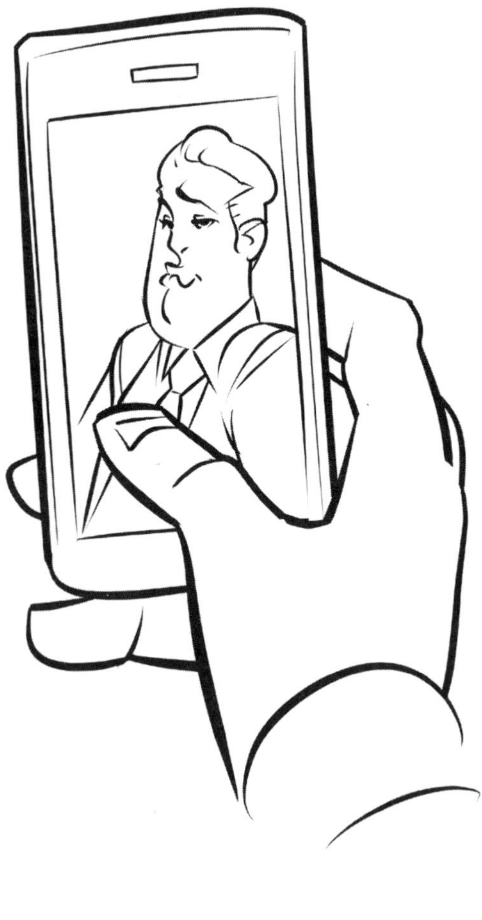

28 Stilvoll im Portrait – welches Bild gebe ich von mir im Netz ab?

Fassungslos heften sich 80 Augenpaare auf den Bildschirm: Der Top-Experte für Markenpositionierung „Ich helfe Ihrem Business auf die Sprünge" präsentiert sich seinen Zuschauern aber auch so ganz anders, als sein drahtig-dynamisches Online-Image vermuten ließ. Heute, im Webinar, offenbart er sich als sympathischer Lebemann, dessen Fotos und Videos viele Jahre alt sein mussten. Nichts gegen kulinarische Genüsse! Wenn sie aber Folgen zeitigen, wird es Zeit für ein neues Foto. Das Gleiche gilt übrigens, wenn umgekehrt Gewichtsverlust und/oder die Jahre Ihre Erfahrungslinien vertiefen.

Betrachter sind sensibler geworden. Für die Positionierung im Netz ist die richtige Mischung aus fotografischer Nähe und professioneller Distanz daher erfolgsentscheidend.

Die Entwicklung der hochauflösenden High-Definition-Kameras in der Fernsehwelt hat unseren Blick auch auf statische Bilder verändert: Glatten Gesichtern durch satte Retusche glauben wir immer weniger und schenken unsere Sympathie dafür immer mehr Gesichtern und Körpern, denen wir ansehen, dass sie gelebt haben. So kann die Gourmetwölbung unseres Experten zum echten Sympathiepunkt werden – wenn er dazu steht.

Als Zuschauer wollen wir aber nicht alles wissen, das unserer Vorstellung den Zauber nehmen könnte, denn je mehr Respekt wir vor einem Experten, einem Chef oder einem Idol haben, desto mehr Image und Echtheit erwarten wir von ihm oder ihr. Die blanke Realität dagegen kann sehr desillusionierend sein. Das ist die notwendige Distanz.

Es gilt also, sich des eigenen Images bewusst zu werden und es als erwünschten und vergnüglichen Teil der beruflichen Aufgabe zu verstehen. Gerade, wenn man noch Großes vorhat, sollte man schon jetzt an morgen denken. Dann muss das Bild, das wir abgeben, viel – sehr viel – mit uns zu tun haben, authentisch und auch in zehn Jahren noch unkritisch sein. Denn sonst spült das www. unsere Jugendsünden mit algorithmischer Gemeinheit immer wieder auf die erste Seite der Suchmaschinen. Ein gutes Image braucht einen Plan.

Es bringt also nichts, an längst vergangenen Zeiten festzuhalten. Die sich immer schneller drehende (Bewegt-)Bilderwelt verlangt von uns Aktuelles. Um diese Notwendigkeit der hochklassigen bildlichen Darstellung ist eine ganze Industrie entstanden, die weltweite Betrachter hautnah an uns herankommen lässt. Die Eigenverantwortung ist also groß.

Wie kann ich dafür Sorge tragen, dass mein Bild im Netz ein gutes ist? Es beginnt mit einem guten Portraitfoto, das etwa alle zwei bis drei Jahre neu fällig ist. *Gut* bedeutet in dem Fall, dass der Fotograf Ihrer Wahl nicht nur Ihr Vertrauen gewinnt, sondern es auch wert ist. Er oder sie sollte sich Zeit nehmen, Sie als Person zu begreifen und schafft einen Rahmen, in dem Sie wirken können. Das Auge des neuen Zeitgeistes liebt die Ehrlichkeit. Deshalb ist digitale Retusche bei einem guten Fotografen auf ein Minimum reduziert. Stattdessen hat er oder sie den Fokus auf Ihrer Persönlichkeit und Ihrer Aussage, dem richtigen Licht und dem perfekten Moment, in dem er abdrücken kann.

Wenn Sie so einen Fotografen oder eine Fotografin gefunden haben, reduziert sich Ihr Aufwand angenehmerweise auf die effektive und emotionale Vorbereitung:

Vorbereitung auf Ihren Fototermin:

- Ihr Haarschnitt ist nicht herausgewachsen – aber auch nicht gerade frisch. Etwa eine Woche nach dem Friseurtermin liegen die Haare am besten. Bitte sorgen Sie auch für gepflegte Bartkonturen.
- Nehmen Sie Kleidungsstücke mit, in denen Sie sich wohlfühlen: Helleres und Dunkleres für verschiedene Hintergründe, verschiedene Materialien und Schmuckstücke.
- Ein gutes Foto oder eine Filmaufnahme beginnt im Kopf. Freuen Sie sich auf den Aufnahmetermin mit Fotograf oder Filmteam. Das sind meist nette, hoch kompetente Leute, die ihren Job mit Leidenschaft machen. Mit der richtigen Einstellung wird so ein Foto zum gemeinsamen Erfolgserlebnis.

- Starten Sie schon am Vortag: Essen Sie zum Beispiel nicht zu salzhaltig und schlafen Sie genug, damit Schwellungen um die Augen oder knittrige Müdigkeitsfältchen gar nicht erst zum Thema werden. Denn während die Retusche – die natürlich immer noch stattfindet – Fältchen glattbügeln kann, lassen sich flächige Hautpartien kaum überzeugend optimieren. Das Foto bekommt dann schnell etwas Maskenhaftes. Außerdem ist es wie in unserem Beispiel peinlich, wenn ein Foto jünger und straffer erscheinen lässt – der persönliche Auftritt aber später, zum Beispiel bei einem Bewerbungsgespräch, ein ganz anderes Bild hergibt. Das kostet Glaubwürdigkeit.
- Legen Sie den Aufnahmetermin auf den späten Vormittag oder den frühen Abend. In diesen Stunden sind wir meistens am wachsten – also auch der Blick.
- Sorgen Sie am Tag der Aufnahme für gute Laune und ein gesundes Selbstbewusstsein. Unangenehme Telefonate sollten Sie möglichst vertagen und sich lieber mit positiven inneren Bildern, Erinnerungen oder auch Zukunftsträumen einstimmen. So können Sie von innen strahlen.
- Als Mann nutzen Sie wenigstens geringe Mengen Puder auf Stirn, Nase und Kinn gegen hektischen Glanz. Das macht souveräner. Aber Achtung: Zuviel bleibt im Bartwuchs hängen und sieht wie mehlbestäubt aus. Es spricht auch nichts dagegen, trockene Lippen (was älter macht) mit einem farblosen Stift zu befeuchten, die Augenbrauen zu bürsten und bei Bedarf eine Nuance dunkler zu machen, falls sie sehr hell sind.

- Manche Visagisten verwenden auf flächigen Gesichtern auch „Contouring“, also die Konturierung des Gesichts, was Sie allerdings nicht selbst machen sollten.

Während Ihres Fototermins:

- Es braucht eine Weile, bis Sie Ihr einstudiertes Fotogesicht abgelegt haben. Deshalb sollten Sie bei der Auswahl des Fotografen darauf achten, dass der sich für diese Phase Zeit nimmt.
- Als Mann stylen Sie sich entsprechend Ihrem Berufsbild. Sie dürfen nicht herausgeputzt wirken, wenn Ihr Job zum Beispiel keine Krawatte verlangt.
- Lassen Sie sich nicht von schräg oben fotografieren, was kindlich wirken lässt, und niemals auf dem Schreibtisch sitzend.

Ein schlecht gemachtes Foto ist ein Kompetenzkiller. Ein gutes dagegen sorgt für Vertrauen und ist der erste Schritt zu guten persönlichen Kontakten und Geschäftsbeziehungen, die auch im Internet entstehen.

29 Wertschätzung statt Wichtigtun – so lassen sich Sympathien gewinnen

Welches sind typische Zeichen, die von anderen falsch verstanden werden könnten, wenn man sie gedankenlos und unreflektiert zur Gewohnheit werden lässt? Was sind es für Marotten, die nicht charmant, sondern herablassend wirken? Und die das Image kosten können?

Die gute Botschaft zuerst: Wer *wirklich* wichtig ist hat Gesten, die anderen die eigene Bedeutung klarmachen sollen, nicht nötig. Der- oder Diejenige nutzt die technischen und sonstigen Möglichkeiten um der Sache willen – in der Ausübung des Berufs und der Organisation des eigenen Lebens. Wenn es also nicht zu vermeiden ist, ein wichtiges Telefonat – welches eigentlich ohne Ablenkung und mit bester Verbindung geführt werden sollte – vom fahrenden Auto aus zu tätigen, dann ist es eben so. Wenn die Aufgabe und die Kunden Statussymbole bestimmter Größe und bestimmten Stils für das Gefühl verlangen, Sie als den richtigen Geschäftspartner gewählt zu haben, dann eben auch das. Und wenn ein Anlass einen hochgestochenen Dresscode verlangt, wäre es sogar fahrlässig, diesen zu ignorieren.

Es gibt immer wieder Umstände, die zum Beispiel das Telefonieren aus dem Auto unumgänglich machen: Etwa, wenn jemand im Großraumbüro arbeitet und eigentlich nie ungehört telefonieren kann. Dann werden private Gespräche beim Fahren zur Notwendigkeit. Schwierig wird das Ganze, wenn diese Telefonate chronisch ohne Grund geführt werden, eventuell sogar deshalb, um den Empfänger lediglich zu beeindrucken, dann geht es nicht mehr um die Sache.

Welche Marotten wirken also nicht charmant, sondern herablassend? Welche können das Image kosten … und manchmal auch eine Freundschaft? Hier eine Auswahl:

Grundsätzlich vom Auto aus anrufen: Als die Technik halbwegs stabile Verbindungen erlaubte, war das Telefonieren beim Fahren anfangs ein bestechender Gedanke, weil unproduktive Zeit auf einmal nutzbar wurde. Außerdem hat das Gefühl der Vielbeschäftigung ja auch seinen Reiz. Was vor wenigen Jahren modern war, muss es aber heute längst nicht mehr sein – gerade in der digitalen Nutzung. Für den Gesprächsempfänger nämlich ist die gleiche Zeit meist nicht nutzbar, oft wird er sogar im vollen Galopp seines Tagewerks unterbrochen, während der Anrufer viel Zeit und entsprechend viele Worte mitbringt. Deshalb: Wenn es sich schon nicht vermeiden lässt, entschuldigen Sie das Fahrgeräusch im Hintergrund und machen Sie klar, dass Ihr Anruf nicht gedankenlos und auch nicht geringschätzend gemeint ist, zum Beispiel, indem Sie fragen, ob der Anruf aus dem fahrenden Auto für den Empfänger in Ordnung ist. Und respektieren Sie die Zeit des anderen, indem Sie sich kurzfassen.

„Lieber E-Mailer, wegen der vielen Anfragen kann ich Ihre Nachricht erst in ein paar Tagen beantworten.“ Meistens reagieren die Absender solcher Auto-Reply-Botschaften dann doch innerhalb kürzester Zeit. Wenn so eine Meldung chronisch erscheint, entsteht schnell der Eindruck, dass der Jemand an der eigenen Bedeutung noch arbeitet. Dabei hat die gesamte digitale Korrespondenz doch den unvergleichlichen Vorteil, dass jeder zeitversetzt antworten kann. Und in dringenden, eiligen Projekten lässt sich der kurze Zuruf per Telefon vereinbaren.

Terminverknappung: Wer aus Prinzip den ersten Terminvorschlag nicht annehmen kann – aber als Alternative einen zeitnahen Termin ein bis zwei Stunden davor oder danach anbietet, bedient sich sehr wahrscheinlich dieser Methode. Versicherungsvertreter lieben diese Technik. Manche Leute lassen sich auch mehrfach Termine vorschlagen und lehnen immer wieder ab, ohne aber einen Alternativvorschlag zu machen, was alles andere als verbindlich ist.

Sympathischer und vertrauenswürdiger sind Spezialisten, die einen Temin auch ohne „Schwierigkeiten" zusagen können – und damit zeigen, dass sie ihre Termine im Griff und solche Methoden nicht nötig haben.

Laut im Zug oder an öffentlichen Orten telefonieren: Der Klassiker. Kein Externer will wirklich wissen, ob eine Projektsteuerung gerade aus dem Ruder läuft oder ob der Hund schon draußen war. Manchmal allerdings sieht man sich gezwungen, lauter zu sprechen, wenn ein Gesprächspartner aus dem Auto anruft …

Geburtstagsalarm: Man hat einen Menschen bei einer Networking-Veranstaltung flüchtig kennengelernt und *Business Cards* getauscht. Einige Wochen später erinnert einen ein als Termin eingestellter Outlook-Alarm an dessen Geburtstag. Ob es nun die Person selbst – oder deren fürsorgliche Assistenz war, die den Ehrentag publik machte: Diese Geste motiviert selten zu einem ehrlichen Glückwunsch.

Wer Geburtstagswünsche über soziale Netzwerke entgegennimmt, sollte überlegen, ob ein pauschaler *Dank an alle, die mich kennen* die richtige Botschaft in Beziehungen ist, die von persönlichen Momenten leben.

Anrufe wegdrücken/wegwischen: Natürlich kann es vorkommen, dass man vergisst auf *lautlos* zu stellen. Das ist aber nicht das Problem eines ahnungslosen Anrufers. Hier hilft der Gedanke daran, wie man selbst sich fühlen würde, wenn der eigene Anruf zurückgewiesen wird. Es bleibt immer ein schaler Beigeschmack. Ist es doch einmal passiert und nicht vermeidbar gewesen, sollte man fairerweise zeitnah zurückrufen und sich entschuldigen.

Eleganter ist es allerdings, den ungelegenen Anruf auf die Mailbox laufen zu lassen – und die Verantwortung für das eigene Versäumnis zu übernehmen, indem man das direkte Gegenüber um *Pardon* für die Störung bittet.

Antwortverweigerung: Es gibt Leute, die Anfragen grundsätzlich nicht beantworten, um eine weitere E-Mail vom Sender zu provozieren. Die höhere E-Mail-Frequenz soll dadurch die eigene Bedeutung nach außen hin vermitteln. Oder es gibt jene, welche stolz sind, stets 100 oder mehr E-Mails unbeantwortet vor sich herzuschieben. Interessant wird es, wenn diese Zahl konstant bleibt.

Diese Methode lässt sich auch übertragen: „Wer wirklich etwas von mir will, ruft noch einmal an." Wirklich?

Es könnte ja der beste Auftrag Ihres Lebens sein, der gerade an Ihnen vorbeizieht, weil Ihnen genau dieser Gedanke im Weg stand.

Künstliche Gesten der Selbstaufwertung machen sich übrigens auch nicht gut, wenn Sie eine Frau näher kennenlernen möchten. Claudia Specht, Inhaberin des Wäschelabels „Tüll & Spitze“ aus Wiesbaden, welche Dessous auf Maß anfertigt, beschreibt es so:

gut für Gründungs- Akad.

„Seien Sie einfach Sie selbst und versuchen Sie nicht mehr zu sein, als Sie sind. „Mein Haus, mein Auto, mein Dies und Das …“ mag der einen oder anderen Frau imponieren, die meisten stehen jedoch heutzutage auf eigenen Beinen und könnten mit eben der gleichen Aufzählung kontern.

Seien Sie natürlich und respektvoll mit Ihrem Gegenüber. Es geht beim ersten Date nicht um einen Konkurrenz- oder Machtkampf. Schließlich haben Sie die betreffende Dame ja zu einem ersten Treffen eingeladen, da sie Ihr Interesse geweckt hat. Und sie hat Ihre Einladung angenommen, weil das Interesse offensichtlich gegenseitig ist.“

30 Körperhaltung, Wirkung, Status – wie Sie die richtigen Partner anziehen

Auf der Suche nach den richtigen Partnern im Geschäftsleben und privat ist Sorgfalt in der Wahl nicht nur Kür, sondern Pflicht. Denn Fehlentscheidungen kosten Kraft, Zeit und nicht selten auch Geld. Angesichts der vielen, mit Superlativen gepflasterten Profile – zum Beispiel in den sozialen Medien – ist das aber alles andere als leicht. Deshalb lohnt sich ein zweiter Blick, den es auf der einen Seite zu riskieren und auf der anderen einzufangen gilt. Und da kommen wir auf den Wert der Substanz: Was früher noch zählte, wird heute nur noch selten recherchiert, weil wir uns daran gewöhnt haben, dem lautesten Schrei, dem obersten Google-Eintrag zu folgen. Und auch in persönlichen Begegnungen laufen wir Gefahr, uns von vordergründigen Merkmalen leiten zu lassen. Aber ist das zielführend?

Welche Fragen sollten sich Sender und Empfänger stellen, wenn es um die treffsichere Wahl geht?

Möchte ich Klasse oder Masse? Unendlich viele Freunde im Netz bedeuten noch lange nicht viele Aufträge. So wie man im Parkhaus ja auch nicht *alle* Parkplätze braucht, sondern nur *den einen*, sollte man im Vorfeld von Kampagnen & Co. Reichweite und Tiefe abwägen. Dadurch rücken die Qualität und die Art, sie zu kommunizieren, wieder mehr in den Fokus. Politiker im Wahlkampf können sich das leider nicht erlauben, weil hier auch die Masse entscheidet, was unweigerlich zu allgemeingültigen Aussagen führt. Aber auch Politiker sind ihren Versprechen durch das unmittelbare öffentliche Meinungsbild mehr verpflichtet als früher. Wer aber für sein Gewerbe wirbt, darf das Besondere, das es ausmacht, herausstreichen.

Wer trifft die Aussage? Es ist immer peinlich, wenn jemand von sich selbst sagen muss, *die* oder *der* Top-Experte in einem Fachgebiet zu sein. Das kann nämlich je nach Empfänger der Botschaft unterschiedlich wahrgenommen werden. Sich selbst als führend in einem Markt zu bezeichnen, macht nicht gerade sympathisch und zieht magisch jene potentiellen Kunden an, die sich gerne beeindrucken lassen – aber schnell wieder weiterziehen, sobald ein frischer Guru am Horizont erscheint.

Ist das Selbstbild konstruiert oder realistisch? Entsprechend wird sich auch jeder Empfänger einer Botschaft fragen, ob das zur Schau getragene Selbstbewusstsein postuliert oder aber natürlich gewachsen ist. Und nichts ist anziehender als die selbstvergessene Konzentration, die jemand ausstrahlt, der ganz in seinem Element – und damit inmitten seiner fachlichen Substanz ist. Die Frage nach dem Lebenslauf hilft übrigens bei der Einschätzung, wo und in welcher Tiefe das gefragte Wissen erworben wurde.

Habe ich das richtige Gespür für Nähe und Distanz? Die Frage ist für beide relevant, für den Sender *und* den Empfänger. Die meisten Menschen haben nämlich ein besseres Gedächtnis als die Werbemacher so annehmen und brauchen keine *hochfrequentierten* Botschaften, sondern die *richtigen*, zum richtigen Zeitpunkt. Newsletter in der Schussfolge eines Maschinengewehrs etwa mögen manche Empfänger zwar zur Kapitulation (also zum Kauf oder aber zum Abstellen des Newsletters) bewegen, es fehlt aber immer an der nötigen Distanz, die Voraussetzung für freiwillige Nähe und damit nachhaltige (Kunden-)Bindungen ist.

Ist, was ich von mir gebe, glaubwürdig und auch menschlich echt? Als Marke ist man auch dem Vorbild verpflichtet, das man abgibt. Denn dieses führt unweigerlich zu unserer viel zitierten Authentizität. Einmal nahm ich einen freundlich fragenden Menschen im Auto mit, der mich bat, ihn ein paar Busstationen bis zum nächst günstigeren Anschlussbus zu kutschieren. Auf der Elevator-Pitch-kurzen Fahrt stellte er sich mir als Osteopath vor. Getrübt wurde dieses Bild nur leider durch die Ausdünstung eines Menschen, der mäßig bis starker Raucher war.

Eine physische Tätigkeit im Dienste der Gesundheit – und ungesunder Tabakkonsum. Das passte für mich nicht zusammen.

Sieht man mir an, wofür ich stehe? Wer es bis zum Vorbild geschafft hat und auch lebt, was er oder sie propagiert, hat immer noch die Aufgabe, auch so auszusehen. Damit der Eindruck überzeugt. Kleidung ist und bleibt eine Sprache, die schon auf den ersten Blick Menschen in mein

Leben zieht, die dazu passen. Natürlich nur dann, wenn die Formensprache authentisch und nicht aufgesetzt ist. Diese Sprache zu erlernen und einen eigenen Stil zu entwickeln ist vielleicht die schönste Form des Ego-Marketings. Weil sich die Botschaft wortlos überträgt.

Eine schöne Hülle entfaltet allerdings erst dann volle Wirkung, wenn auch die innere Überzeugung damit harmoniert. Erinnern Sie sich an die Eleganz des Geistes. Oft unterschätzt werden aber auch das Selbstbewusstsein und der Wert, den sich ein Mensch innerlich gibt. Den körpersprachlichen Ausdruck des Selbstbewusstseins, welches ein Mensch häufig braucht, um die richtigen Partner anzuziehen, nennt man auch Hochstatus. Dieses schöne Gefühl von Ermächtigung – im Gegensatz zur Ohnmacht – und Souveränität ist mit ganz klaren körpersprachlichen Signalen verbunden, die auch im Schauspiel geläufig sind: Die Körperhaltung ist aufrecht, der Blick gerade und weicht nicht aus, die Stimme kommt aus dem Bauch und ist gut hörbar, die Bewegungen sind raumgreifend (aber nicht übergriffig), und meist sind beide Füße fest auf dem Boden.

Diese Symbolik kann man auch umgekehrt von außen nach innen nutzen, um schwierige Situationen zu meistern oder das eigene Selbstbewusstsein ein bisschen aufzupäppeln. Vor Präsentationen und schwierigen Gesprächen also lohnt es sich, ganz bewusst in die Körperhaltung des Hochstatus zu gehen. Dennoch ist ein ständiger Hochstatus im Geschäftsleben nicht immer erfolgsversprechend: In einem

Modell von Tom Schmitt und Michael Esser „Statusspiele – Wie ich in jeder Situation die Oberhand behalte“ (Fischer Scherz Verlag, 2009) wird die Auswirkung von innerem und äußerem Status auf das Team- und Konfliktverhalten so definiert:

- Innerlich und äußerlich tief: Teamplayer, vermeidet Konflikte
- Innerlich tief, äußerlich hoch: Arrogant, verschärft Konflikte
- Innerlich hoch, äußerlich hoch: Macher, sucht Konflikte
- Innerlich hoch, äußerlich tief: Charismatiker, löst Konflikte

Es kann also im Interesse des eigenen charismatischen Selbst manchmal besser sein, sich ein bisschen zurückzunehmen, um andere für sich zu gewinnen.

Als Bild im Inneren eines Menschen wird der Tiefstatus durch diese körpersprachlichen Signale sichtbar: Die Körperhaltung ist eher in sich gekehrt, der Blick meistens gesenkt. Dadurch kann auch die Stimme, die Resonanzraum braucht, nicht klangvoll sein. Bewegungen sind kontrolliert, und derjenige reagiert anstatt zu agieren. In so einer Körperhaltung verliert man schnell das innere Selbstbewusstsein, das dann auch körperlich fühlbar wird. Sie erhöhen Ihren Status aber generell, wenn Sie sich gut kleiden und Ihre Stimmung in Einklang mit dem stilvollen Äußeren bringen.

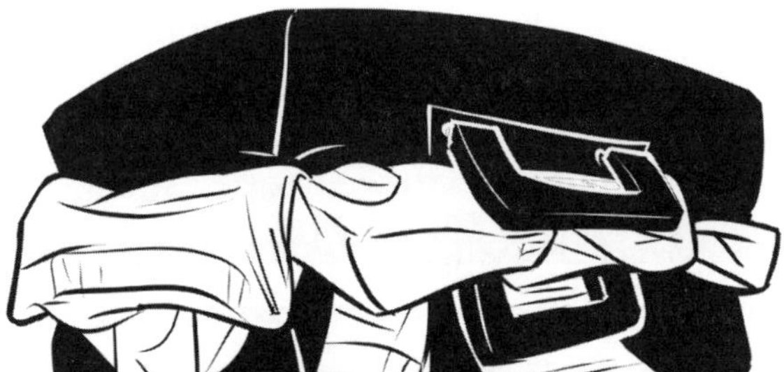

31 Security-Striptease im Auftrag der Sicherheit

London Heathrow Airport. Die Bodyscanner, die Menschen bei der Personenkontrolle rundum beleuchten, sind mittlerweile weit verbreitet. Viele von uns haben sich daran gewöhnt. Damals aber war es noch eine andere Sache, und manchen wird dabei auch heute noch jenes Unbehagen beschleichen, das Michael empfand – damals in London.

Zu jenem Zeitpunkt im Jahr 2011 waren die durchsichtigen Kabinen mit den vorgegebenen Fußstapfen, in denen man mit erhobenen Händen wie ein gestellter Schwerverbrecher durchleuchtet wird, eher selten und offenbar noch in der Testphase. Denn das Gerät war für alle sichtbar seitlich platziert, und die Auswahl der zu durchleuchtenden Passagiere traf keineswegs jeden, sondern schien vielmehr einem undurchsichtigen Prinzip des Verdachts zu folgen. Michael jedenfalls traf es – und mit diesem Prozedere das Gefühl von Beschämung und Übergriff auf seine innere Würde.

Heute muss jeder hindurch, durch das Gerät und durch das Gefühl. Diese Szenen passieren täglich, national, international, in Paris, London oder Wien. Die mit Recht verstärkten Sicherheitsvorschriften stellen erhöhte Anforderungen nicht nur an die Gründlichkeit des damit betrauten Personals – sondern auch an dessen Feingefühl. Und wäre da nicht Carol gewesen, die britische Sicherheitsbeamtin, die ihm subtil das Gefühl von Verständnis und höflicher Wertschätzung vermittelte, hätte Michael als einer der ersten ungefragten Versuchspersonen noch eine Weile mit dieser Erfahrung zu kämpfen gehabt.

Solche Situationen sind Herausforderungen an unsere Toleranz und die Fähigkeit, auch die andere Seite zu sehen. Sie sind ein Appell an das gegenseitige Verständnis – und letztendlich eine Aufforderung zu durchdachter Kleiderwahl.

Ähnlich wie im Einzelhandel die Leistung der verantwortlichen Mitarbeiter und Führungskräfte nach betriebswirtschaftlichen Kennzahlen wie etwa dem Quadratmeterumsatz gemessen und bewertet wird, hat auch die Sicherheitskontrolle Vorgaben. Eine Sicherheitsmitarbeiterin bekannte sogar, dass regelmäßige Kontrollen durch Test-Reisende nach den kleinsten Ungenauigkeiten in der Umsetzung der Vorschriften fahnden würden. Für subtile Höflichkeit ist also angesichts solcher Argusaugen keine Zeit.

Auch Michael musste sich das erst einmal vergegenwärtigen: Betriebswirtschaftliche und sonstige Kontrollen haben die Regie übernommen, nehmen den Mitarbeitern den Handlungsspielraum – und damit auch die Motivation und die Möglichkeit, kundenorientiert zu handeln. Dieses Bewusstsein relativiert so manchen Reklamationsgedanken.

Umgekehrt dürften aber auch Männer und Frauen im Auftrag der Flugsicherheit spüren, welcher Ton angemessen ist, so wie bei Carol, die nicht nur ein waches Auge auf ihre Pflichterfüllung und die Anweisungen, sondern auch auf die menschliche Seite der Situation hatte.

Heute stellen sich die meisten Flugpassagiere nach Aufforderung freiwillig in die vorgezeichneten Fußabdrücke und ignorieren geduldig die Blicke anderer. Denn heute kommt jeder dran. Aber nicht in allen Airports existiert genug Raum für Trennwände, hinter denen jene, bei denen es gepiept hat, dezent abgetastet werden können. Schon deshalb sollte die Anweisung freundlich sein.

Die meisten Flugpassagiere sind seit 2011 mehr als einmal geflogen, kennen die Vorschriften und drehen sich auch ohne Befehl bereitwillig um. Die Situation, Gürtel, Schmuck und sämtliche Inhalte aus Jacken- und Hosentaschen unter das Auge einer Öffentlichkeit zu legen und sich unvollständig bekleidet von einer vollständig uniformierten Person betasten zu lassen, ist ohnehin schon speziell genug.

Der Flugpassagier seinerseits hat auch bestimmte Aufgaben: So sollte es zum Beispiel selbstverständlich sein, dass nicht Mitmenschen durchlöcherte Socken während der Durchleuchtung des Schuhwerks betrachten oder Hemden vom Vortag riechen müssen. Und auch der Genuss von Knoblauch oder überdosierte Parfums und Düfte sind keine gute Idee. Der Traveller-Ehrenkodex heißt: respektiere Augen und Nasen Mitreisender. Zum Beispiel kann es sein, dass der Nächststehende ein viel sensibleres Geruchsorgan hat als man selbst. Und überlegen Sie sich vorher, was Sie an dem Tag anziehen.

Was gehört nun zum Stil-Check vor dem Security-Check? Zunächst einmal gehören die Dinge, auf die man auch im Fall eines Gepäckverlustes nicht einmal 24 Stunden verzichten könnte, am Reisetag unbedingt ins Handgepäck oder an den Körper. (Der Tipp klingt überflüssig, immerhin vertrauen die meisten auf das ausnahmslose und fehlerfreie Eintreffen ihres Gepäcks. Nur werden die Gepäckmengen genauso wie die Anzahl von Flugpassagieren eher mehr statt weniger – und damit steigen auch die Ausnahmen von der Regel.) Dazu zählen wichtige Medikamente genauso wie die Lieblingsuhr, deren Verlust man nicht verschmerzen würde. Aber auch die für den wichtigsten (Business-)Termin notwendige Kleidung mit passenden Accessoires. Einplanen sollten Sie ihn auf jeden Fall, den schlimmsten anzunehmenden Ausfall, sozusagen als Beweis Ihres strategischen Talents.

Außer dem wichtigsten Outfit ist es auch richtig, Kleidungsstücke zu wählen, deren Handhabung einfach und wenig zeitraubend ist, damit nicht hinter Ihnen ungeduldige Fluggäste in Zeitnot geraten, denen nur wenige Minuten bis zum Boarding bleiben. Hosen, die ohne Gürtel nicht halten würden, dürfen also am Reisetag ruhig Pause machen.

Außerdem lohnt sich ein Blick in die Laptop- oder Aktentasche, die einen gewohnheitsmäßig begleitet: Wer hat nicht schon einmal versehentlich ein Arbeitsmittel dabei gehabt, das die Richtlinien sprengte? Ich gestehe, dass es bei mir eine riesige, messerscharfe Stoffschere war, die ich wie immer in der Aktentasche bei mir trug – denn Stoff und ihn zu zerschneiden gehörte zu meinem Geschäft. Ein paar Gedanken mehr in der Vorbereitung machen die Mobilität des Flugverkehrs ebenso leichter wie der vorausschauende Blick auf andere Mitreisende.

Der Security-Check am Flughafen kann Geschichten erzählen, manchmal auch schöne: Unvergessen zum Beispiel die Szene, als ein gepflegter Herr einer Geschäftsreisenden am Ende der Kontrolle formvollendet in den Mantel half. Es gibt sie also doch noch – die Gentlemen …

32 Kleidertransport – Antifaltenpflege für den Kofferinhalt

Ein Stil-Irrtum, der leider immer noch überliefert wird, besagt, dass man einen koffer-verknitterten Anzug ins Bad hängen und die Dusche aufdrehen solle. Diese Empfehlung stammt aus der Zeit, als für Anzüge ausschließlich Schurwollstoffe verwendet wurden, deren Fasern gut auf Dampf reagieren und sich entsprechend glätten. Entwicklung und Fortschritt zeigen sich aber in kaum etwas deutlicher und greifbarer als in der Entwicklung der Textiltechnologie: In Zeiten von Mischgeweben, synthetischen Fasern und dem

Einsatz von Elastan (auch für Herrenanzugstoffe) nämlich mutiert die Aussage zum Märchen. Synthetische Gewebe reagieren kaum unter Einwirkung von Feuchtigkeit und hängen sich darin auch nicht aus. Es kommt also auf die Materialkomposition Ihres Anzugs an ... und ob Sie knitterarm gepackt haben.

Eine gute Packtechnik sorgt dafür, dass selbst ältere Kleidungsstücke in einem ansehnlichen Zustand ans Ziel kommen. Wer sie mag, sucht sogenannte Kofferwaren, deren synthetische Stoffe so gut wie nicht knittern.

Bei der Wahl des Gepäckstücks achten Sie darauf, dass seine Größe mit der Füllmenge harmoniert, sonst rutscht die Ware im Koffer herum und knautscht oder wird mehr als nötig gedrückt, wenn der Koffer zu voll ist.

Grundsätzlich entscheidet Ihre Anreise über die Art des Transports: Im Auto kann man auch mal mehr mitnehmen und Ware, die zu Hause auf Bügeln hängt, auch aufgebügelt und in einem Kleidersack knitterfrei transportieren. Jedes andere Transportmittel verlangt nach einer Technik. Das knitterarme Verpacken von Textilien können wir uns von den Profis abschauen: Wie verschickt ein Hersteller zum Beispiel ein Anzugjackett?

Anzüge und Kostüme: Für Hochzeiten und wichtige Geschäftstermine planen Sie bitte noch ein komplettes Outfit als Reserve ein.

Wenn Sie mit nur wenig Gepäck reisen und maximal zwei Anzüge mitnehmen, wird vor dem Packen zunächst an den sensiblen Stellen gepolstert. Dazu eignen sich Seidenpapier, ein gefaltetes Paar Socken oder auch eine Schutzfolie aus der Reinigung, die Sie vorausschauend behalten haben. Ziel ist, keine harten Legefalten entstehen zu lassen und die mit Einlagen verstärkte Brust- und Schulterpartie nicht eindellen zu lassen – außer der erwünschten Bügelfalte von Hosen natürlich. Das Füllmaterial oder auch unempfindliche Kleinteile wie Unterwäsche oder Shirts legen Sie in die Schulterpartie (Armkugel) und unter die Brust.

Haben Sie mehrere Anzüge zu packen, legen Sie die Jackets zugeknöpft und mit leicht gepolsterter Schulter aufeinander, mit Seidenpapier dazwischen und dem knitterempfindlichsten Stück zuunterst. Das funktioniert mit bis zu vier Jacken.

Ein Paket formen: Legen Sie die gestapelten Jacken mit geöffneten Armen zum Beispiel auf Ihr Bett. Wer es ganz perfekt machen will, legt zwei Jacken ineinander, also Schultern ineinander (nur lassen sich dann die Ärmel nicht mehr ausbreiten und sollten gepolstert werden). Die Anzughosen werden entlang der Bügelfalte aufeinander und in die Sakkos gelegt.

Anschließend legen Sie die Hosenbeine vorsichtig einmal in der Mitte um, indem Sie auch diese Legefalte mit etwas auspolstern. Zuletzt schlagen Sie die übereinanderliegenden

 Ärmel der Jackets ein, so dass diese die Unterteile überkreuz umarmen und Sie ein Kleiderpaket haben.

Je nach Koffergröße halbieren Sie das Sakko noch einmal auf der Höhe des mittleren Knopfes. Polstern Sie das Kleiderpaket auf Höhe der Umlegestelle unbedingt noch einmal ab, bevor Sie umschlagen. Sie sehen jetzt nur noch die halbe Rückseite des außen liegenden Sakkos. Dieses Paket umhüllen Sie mit einer eng anliegenden Transportfolie aus der Reinigung, so dass nichts verrutschen kann. Es kommt später als oberstes in Ihren Koffer. So gepackt können Anzüge sogar den Transport in einer Softbag überstehen, sofern das Kleiderpaket darin nicht herumrutscht.

Wäschenetze für die Kleinkonfektion: Die Wäschenetze oder Wäschesäcke, die auch zur Maschinenwäsche von Feinwäsche angeboten werden, wiegen so gut wie nichts, sind luftdurchlässig und für wenig Geld im Fachhandel zu bekommen. Ursprünglich zum Waschen feiner Damenunterwäsche und -strümpfe gedacht, sind sie aber auch im Herrenkoffer wahre Organisationshelfer.

Hemden werden im Ladenformat, so wie sie in den meisten Stores in den Regalen liegen, zusammengelegt und flach in einem Wäschenetz verstaut.

Kleinteile, die Sie nicht zum Ausstopfen verwenden, kommen ebenfalls ins Netz, Nacht- und Unterwäsche und textile Accessoires wie ineinander gelegte Krawatten – falls

Sie die langen Krawattenumschläge aus Papier nicht mehr haben sollten – ebenfalls. So wird der Inhalt Ihres Koffers übersichtlich, und Sie haben am Zielort alles relativ schnell griffbereit.

Packen

Bevor Sie alles einpacken, gleichen Sie noch einmal alles mit Ihrer Checkliste ab, sofern Sie eine gemacht haben. Heikle Flüssigkeiten werden vorsichtshalber noch einmal in einen dünnen Plastikbeutel gesteckt. Dann packen Sie von unten nach oben:

Unten: Alles Schwere wie Bücher, Schuhe, Kulturbeutel.

Mitte: Die unterschiedlich befüllten Wäschenetze, dazwischen stoßempfindliche Dinge wie z.B. eine Digitalkamera in ihrer Hülle, ein Mitbringsel für den Gastgeber, die kleine Reisebox mit Manschettenknöpfen und Schmuck.

Oben: Das große Textilpaket mit Ihren Anzügen und die Gürtel, die Sie am Rand entlang außen herum legen, so dass Sie nicht geknickt werden. Alternativ können Gürtel auch mit der Schnalle nach innen gerollt werden.

Auch beim Kofferpacken gilt die Maxime: Korrekte, passende Kleidung wird immer dann zum Thema, wenn sie fehlt. Reisen wird zum Vergnügen – und eine Geschäftsreise zum Erfolg – wenn Sie nichts vergessen und alles in einem guten Zustand griffbereit haben. Dann lenkt nichts mehr ab, und Sie können sich dem wichtigen Grund Ihrer Reise widmen.

Jede negative Erfahrung mit einer Firma oder Marke muss mit etwa zehn guten wieder aufgewogen werden, heißt es. Das ist der Grund, warum Unternehmen dem Reklamationsmanagement so viel Aufmerksamkeit widmen. Das ist die Motivation, viel Aufwand, Zeit und Geld in die digitale Sympathiegewinnung zu stecken. Man will (zurück-) gewinnen, was an anderer Stelle verspielt wurde. Geht das nicht auch einfacher? Ein Ansatz wäre, schon das Spiel mit besseren Regeln zu spielen. Beschriftete Firmenautos beispielsweise sind eine wahre Quelle der Begegnungen mit bestehenden und potentiellen Kunden.

Im besten Fall spricht sich herum, dass eine Firma sympathische, höfliche und faire Verkehrsteilnehmer auf die Straße schickt – was auf ihr Image wieder zurückreflektiert. Im schlimmsten Fall wird die Flotte zum fahrenden Imageschaden. Übrigens nicht nur eine beschriftete: In Regionen, die von einem großen Arbeitgeber dominiert werden, wird das Städtekennzeichen schnell zum Synonym für die Marke.

Der übergeordnete englische Begriff „Courtesy“ beschreibt sehr gut, worum es geht: „Polite behaviour that shows respect for other people“ or „Something that you do because it is polite or kind“ (Quelle: Lexikon Merriam Webster). Übersetzt: „Höfliches Benehmen, das Respekt für andere Menschen zeigt“ – bzw. „Etwas, was Du tust, weil es höflich oder freundlich ist.“ Höflichkeit allein ist es also nicht, sondern die Haltung dahinter, auch auf der Straße. Verhalten im fahrenden Dialog ist nämlich längst kein Kavaliersdelikt mehr – es ist imagewirksam, genauso wie Mitarbeiter in Dienstkleidung.

Was lohnt sich, im Gespräch mit Teams und Kollegen ins Visier zu nehmen? Es ernst zu nehmen, hat nämlich den 10-fachen Wert einer teuren Werbeanzeige.

Höflichkeit: Die erwähnte Höflichkeit, die sich vom aristokratischen Hofe ableitet, enthält viele Gesten, die heute alles andere als dienerisch wirken, sondern einfach nur menschlich: Ein Handzeichen zum Dank, wenn Sie jemand einscheren lässt, oder als Entschuldigung, wenn Sie den anderen unabsichtlich genötigt haben. Ein Lächeln an der Ampel, das keine *Anmache* ist. Ein Zebrastreifen, an dem Sie halten. So selbstverständlich wie die Verkehrsregeln vorgeben, ist das alles nämlich keineswegs: Neulich bedankte sich eine gehbehinderte Frau bei mir, der ich die Tür aufhielt, und betonte „es sei selten". Höflichkeit bedeutet, den anderen zu sehen.

Sicherheitsabstand zum Vordermann: Obwohl die Auswahl des Herstellers der Flotte ein Statement an sich sein kann, soll es hier nicht darum gehen. Manche Autofahrer bestätigen aber Vorurteile gegenüber der Automarke, die mit gefährlichen Gewohnheiten zu tun haben. Bei hohem Tempo bleibt Dichte gefährlich. Wer Markenbotschafter seiner Firma sein will, drängelt einfach nicht. Wer will schon einen potentiellen Kunden über den Haufen fahren?

Tempolimits respektieren: Hinter fast jedem Verkehrsschild steht eine (schlimme) Geschichte, wie ein Unfall zum Beispiel. Und während es auch nicht elegant ist, für den Arbeitgeber Bußzettel einzusammeln, hat das Einhalten von Tempolimits auch mit dem Respekt vor Leuten zu tun, die in diesem Gebiet wohnen – auch vor der eigenen Person, falls Sie selbst dort wohnen. Gerade in Ballungsgebieten oder in der Nacht ist eine hohe (gesundheitsschädigende) Lärmbelastung ein empfindliches Thema.

Ein sauberes Auto, das innen zumindest weitgehend so gepflegt ist wie Sie auch einen Mietwagen übernehmen möchten. Denn Scheiben bleiben gläsern und meistens einsehbar. Nachlässiger Umgang mit dem „Interior" – um einmal einen Begriff aus der Inneneinrichtung zu verwenden – berührt das Wohlsein oder Unwohlsein aller Fahrer. Insbesondere Gerüche bleiben im kleinen Innenraum eines Autos lange haften, und so wird es zu einer Ehrensache, die Nasen von Mitfahrern und Nachfolgern zu schonen. Denn in vielen Unternehmen sind die Autos inzwischen Team-Angelegenheit, wie bei *Mobility Services* und *Car Sharing* auch.

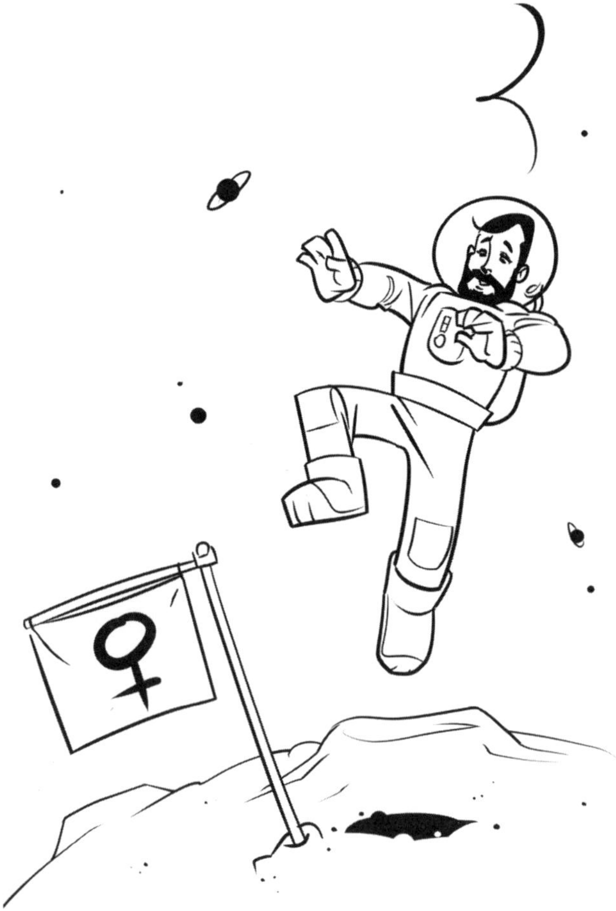

34 Gentleman – the big uneasy

Spätestens seit Frauen Karriere machen, gibt es sie – die Männer, die einer Dame die Tür aufhalten, damit sie den Wasserkasten selbst hindurch schleppen kann. Oder jene, die höflich fragen „Geht's?", während Frau vor ihren Augen und freien Händen schweres Material wuchtet. (Umgekehrt gibt es natürlich auch Frauen, die männliche Hilfsangebote ablehnen und einen höflichen Mann damit vor den Kopf stoßen.) Beispiele dafür gibt es viele, manche zum Schmunzeln, manche zum Ärgern – die meisten peinlich: Beispiele für die große Verunsicherung. Gibt es eine Anleitung, wie in solchen Situationen zu verfahren ist?

Der klassische Knigge bietet viel Lektüre für formvollendete Höflichkeit – ein Kapitel über den Umgang mit Businessfrauen gibt es jedoch noch nicht. Durch das wachsende Selbstverständnis, mit dem Frauen heute beruflich erfolgreich und immer mehr in leitenden Funktionen anzutreffen sind, wird es für Männer aber zunehmend wichtig, wie sie mit Kolleginnen und weiblichen Vorgesetzten umzugehen wissen.

Fragt man die Damen selbst, erfährt man, was eigentlich schon klar war: Dass sie ja immerhin im Berufsleben auch ihren Mann stehen würden und sich daran gewöhnt hätten … wobei gelegentlich ein Hauch von Sehnsucht nach ein bisschen Verwöhnung durchklingt. Deshalb gilt für den Umgang mit der Spezies *unabhängige Frau* derselbe Grundsatz, den Adolph Freiherr von Knigge schon immer propagierte: Menschen sollen sich miteinander wohlfühlen.

Für Sie als Mann bedeutet das, hinzuhören und hinzusehen, wie viel Aufmerksamkeit und Hilfestellung diese eine Dame vor Ihren Augen benötigt. Das muss nicht das gleiche Quantum wie bei Ihrer Mutter sein. Bieten Sie Ihre Hilfe an oder packen Sie einfach mit an, wo es angebracht ist. Und fühlen Sie sich umgekehrt nicht diskreditiert, wenn Ihnen ein Mann – oder eine Frau – schwere Last oder Aktenstapel abnehmen will. Ein klares „Nein. Danke, ich schaffe das allein." sollte allerdings ebenfalls akzeptiert werden. Selbst wenn es bei manchen Frauen etwas schnippisch klingt – was vorkommen kann –, können Sie darüber sicherlich galant hinwegsehen und den Autonomiewunsch erfüllen …

Höflichkeitsgesten nicht zum Selbstzweck anbieten: Hilfreich ist auch die Frage nach dem Sinn der Handlung und die Überlegung, ob die betreffende Frau auch problemlos selbst tun kann, was Sie für sie tun möchten. Eine mittelschwere Aktentasche trägt sie doch glatt allein – den besagten Wasserkasten lässt sie sich aber mit hoher Wahrscheinlichkeit gerne abnehmen.

Es ist nun mal eine Tatsache, dass Männer eine andere Muskulatur mit mehr Spontankraft besitzen, welche beim Tragen schwerer Gegenstände auch die Wirbel und Knochen besser schützt. An dieser Tatsache hat auch die Emanzipation nichts geändert.

Die gleiche Frau, die sich schwere Lasten buchstäblich erleichtert abnehmen lässt und es auch genießen kann, wenn Sie ihr in den Mantel helfen – eine rundum wertschätzende Geste, die ihr Verrenkungen erspart – ist aber durchaus in der Lage, den Fahrstuhlknopf eigenständig zu drücken, im Restaurant als Gastgeberin zu bezahlen oder eine Beifahrertür zu öffnen.

Zugegeben, das scheint zunächst kompliziert. Wenn Sie Ihre Partnerin, Geschäftspartnerin oder Kollegin aber als eigenständig handelnde Persönlichkeit respektieren, haben Sie den Dreh bald raus: Finger weg aus ihrem Hoheitsgebiet. Dazu zählt die Geldfrage, sobald eine Einladung ausgesprochen wurde, genauso wie ihre Handtasche, ihr Terminkalender und ihr Laptop. Und auch die Einstellungen im Cockpit ihres Autos sollten Sie nicht ohne zu fragen korrigieren wollen.

Wie es nicht geht: Überhaupt stellt sich die Frage, wie Sie einer Frau auf Augenhöhe am besten begegnen. Gibt es Tipps für privat *und* den Beruf? Wie sich die Sympathie auch einer wohlwollenden Person in kürzester Zeit verlieren lässt, zeigt diese wahre Geschichte aus dem Geschäftsleben:

Es sollte eines dieser Netzwerktreffen werden, in dem sich Menschen unterschiedlicher Profession und ähnlicher

Interessen einmal *konstruktiv* austauschen, so jedenfalls ist meistens das *Wording* für empfohlene „Ihr-müsst-Euch-einmal-kennenlernen-Verabredungen". Und in diesem Fall war die vermittelnde „Quelle" eine gute Freundin mit Format, die Linda besonders schätzte und die von einem Gewinn für beide Beteiligten ausging. Die Terminabsprache über XING lief freundlich, Datum und Ort waren schnell gefunden. Am Morgen des Termins bekam sie aber eine E-Mail, dass der Herr nicht in das verabredete Lokal kommen könne, weil er in seinem Büro unabkömmlich sei ... Ob sie ihn vielleicht dort besuchen würde?

Den guten Absichten der Freundin ist geschuldet, dass Linda einwilligte, obwohl ihr erster Impuls war, absagen zu wollen. Was folgte, liest sich eher wie eine Geschichte aus vergangenen Jahrzehnten: Beim Klingeln öffnete eine studentische Praktikantin, die Linda in ein Büro mit einem gigantischen, schweren Holztisch begleitete. Der unabkömmliche Mann begrüßte sie überschwänglich und mit viel Zeitvolumen und lud sie ein, wie eine Bewerberin mit Blick gegen das Licht auf der anderen Seite des Tisches Platz zu nehmen, was sie verneinte. Die Sitzposition *über Eck* passte besser zum Anlass des Treffens.

Im Verlauf entstand ein langer, einstudiert wirkender Monolog über die eigenen Errungenschaften des so gar nicht konstruktiven Kontakts, in dem Linda ein selbst verlegtes Buch geschenkt bekam. Noch immer ist es der Gedanke an die Freundin, die sie bewegt zu bleiben, obwohl sie das Gefühl hat, im sprichwörtlich „falschen Film“ zu sein. Wie kann so eine Geschichte enden? Der Mann setzte zum Schluss seines Monologs noch nach und beklagte sich, seine Gesprächspartnerin „nicht genug als Frau“ zu spüren …

So ein Übermaß an Statusgebärden führt zu einer einzigen, verständlichen Reaktion: Es macht den besten Vorschuss an Eindruck zunichte und mündet in Fluchtgedanken. Linda ging – und verbuchte das Treffen im selben Moment als Fehler, den sie nicht wiederholen würde. Ob beruflich oder privat: Die statusbetonten Darstellungen, die unter männlichen Kollegen wirksam sein mögen, funktionieren bei Frauen in der Regel nicht. Im besten Fall ermüdet es sie, im schlechtesten erzürnt es sie.

Wie lassen sich stabile Kontakte zwischen Männern und Frauen aufbauen? Auch im beruflichen Kontext darf ein Blick in private Gefilde sein, um den Gedanken dahinter zu verstehen, zu wissen, wie sich Frauen für eine berufliche Zusammenarbeit oder private Beziehungen gewinnen lassen.

Die Frage nach dem Rezept ihrer langen und glücklichen Ehe beantwortet zum Beispiel Dr. Kerstin Gernig, Coach für Neuanfänge in der Lebensmitte aus Berlin, entsprechend so:

„Das Geheimnis einer langen, erfüllten Beziehung ist, wenn sich zwei Menschen gegenseitig beflügeln und entfalten. Verliebt habe ich mich in die Stimme meines Mannes, und ich bin glücklich, sie seit 30 Jahren fast täglich zu hören. Was mir bei einem Mann besonders wichtig ist, sind Gelassenheit, Intelligenz und Charme."

Einander Raum zu geben ist vielleicht das Beste, was Ihnen in Beziehungen mit dem anderen Geschlecht einfallen kann – ob als Tandem im Beruf oder als verbundenes Team im Privatleben. Dann werden Höflichkeitsgesten, die sehr nah an Dominanzgesten angelehnt sein können, zu einer angenehmen Form der Zuwendung.

Denn glücklicherweise wird das tägliche Miteinander des Berufsalltags noch immer durch allgemein bekannte und damit berechenbare Spielregeln geklärt: Man hält anderen Menschen – nicht nur Frauen – die Tür auf, grüßt im Fahrstuhl und versucht, ein angenehmer Zeitgenosse zu sein. Und die *StVO des Benehmens* regelt zum Glück auch die immer wieder spannende Frage des Duzangebotes: Wer Chef oder höherrangig ist, bietet das *Du* an – Emanzipation hin oder her.

Wenn Sie einer Frau in gleichberechtigten Kontakten aber nicht das Gefühl geben wollen, dass Sie sich selbst für höherrangig halten, überlassen Sie ihr den Duzvorschlag. Damit die Annäherung über jede *Anmache* erhaben ist.

35 Parfums und Düfte – wie Sie die richtige Note treffen

Neulich im Frühstücksraum eines Businesshotels: Die Gedanken der allein reisenden Managerin kreisten bereits um den heutigen Termin, als sie vom Nebentisch die volle Wucht der Parfumeurskunst traf. Jenem Tisch näherten sich sechs gemeinsam reisende Manager, die offenbar keine Mühe gescheut hatten, ihre Ankunft olfaktorisch anzukündigen – lange bevor sie ihren Sitzplatz erreichten. In Wellen verbreitete sich der betörende Mix aus herb-holzigen, würzigen und frischen Akzenten im folgenden Frühstücksritual immer wieder erneut, sobald einer der Herren aufstand, um sich noch etwas vom Buffet zu holen. Unsere Managerin hatte keine andere Wahl als das Marmeladenbrötchen mit Moschusaroma zu sich zu nehmen – und zu hoffen, dass sich keiner mehr bewegt.

Inhaltsstoffe animalischen Ursprungs werden heute so gut wie nicht mehr verwendet. Denn während Ambra als Ausscheidungsprodukt von Walen auch für Tierschützer nicht kritisch war, war Moschus von einem Hirsch – nicht etwa einem Ochsen – nur zu gewinnen, wenn man ihn tötete. Angesichts der Unmengen Parfums, die heute den Verkaufstresen wechseln, ist das ohnehin nicht mehr vertretbar. Heute werden in Düften synthetische und immer noch natürliche florale Duftstoffe verwendet, was keineswegs nur Qualitätseinbußen mit sich bringt, sondern seine Vorteile hat: Synthetische Stoffe bringen eine höhere Duftstabilität über einen längeren Zeitraum mit und sind unter Umständen sogar teurer als natürliche. Das heißt: Ein Duft hat Kontinuität.

Wo beginnt Überparfümierung? Nicht nur im Business, sondern besonders auch für die individuelle Ausstrahlung bei besonderen Gelegenheiten wie festlichen Feiern, Theater oder *Rendezvous* sind Parfums das berühmte As im Ärmel: Ist der Duft nämlich stimmig mit der Person und dem Anlass angemessen, schwingt er unmerklich mit und vermittelt subtile Botschaften mit positiver Wirkung. Eigenschaften wie Qualitätsbewusstsein oder die Fähigkeit zur leichten, fließenden Kommunikation teilen sich nicht zuletzt durch entsprechende Duftbotschaften mit. Raffiniert im besten Sinn wirkt das Ganze aber nur im persönlich nahen Kontakt. Konkret: eine Armlänge. Wenn Sie dagegen eine Kollegin, die nach Ihnen das Büro betritt, mit den Worten „Ich weiß, dass Du schon da bist – ich habe Dich im Fahrstuhl gerochen!" begrüßt, sollten Sie sich Gedanken machen.

Achtung, bei Männern entfalten sich Düfte stärker: Wie sich ein Duft auf der Haut entwickelt, hängt nicht nur mit seiner Komposition, sondern auch mit der Hautbeschaffenheit des Trägers, der Temperatur und der Duftkonzentration (Verdünnung) zusammen. Ein *Eau de Toilette (EdT)*, dessen sogenannte Duftpyramide über Kopf- und Herznote – nicht aber über die Basisnote des gleichnamigen *Eau de Parfum (EdP)* verfügt, haftet naturgemäß weniger lang und strahlt auch nicht so weit. Das ist wichtig zu wissen, denn auf einer eher fettigen Haut und bei höheren Temperaturen entwickeln sich Düfte ohnehin stärker.

Vielleicht ist das eine Erklärung dafür, dass wir im geschäftlichen und sonstigen Alltag zunehmend jungen Männern begegnen, deren Parfümierung eben doch im Fahrstuhl haften bleiben würde. Männer haben nämlich eine bis zu 30 % dickere Haut als Frauen mit höherem Talggehalt – und sie haben eine gefühlt höhere Körpertemperatur. Wie erwähnt sind Haare gute Duftträger, in denen ein Parfum lange haften bleibt. Das betrifft auch Brusthaare, sofern Sie welche haben und sie nicht entfernen lassen.

Manche Männer geben auch bekennend an, „keine gute Nase“ zu haben und Gerüche weniger wahrzunehmen.

Daher ist die Kontrolle über den eigenen Duftkonsum für Sie besonders wichtig.

Wieviel und wo ist nun richtig? Wenn sich eine Menge – zum Beispiel zwei oder drei Sprühstöße – als armlängentauglich erwiesen hat, bleiben Sie dabei, selbst wenn sich Ihre eigene Nase an den Duft gewöhnt hat und Sie ihn selbst nicht mehr riechen. Bitten Sie vertraute Menschen um Rückmeldung. Tragen Sie Ihr EdT oder EdP am besten auch nicht auf exponierten Stellen auf: Auf der Kleidung verursacht es Flecken, auf offenen Hautpartien bei Sonneneinstrahlung ebenfalls, weil der Duftträger Alkohol unter Licht zu Pigmentflecken führen kann. (Das ist übrigens auch einen liebevollen Hinweis an Ihre Partnerin wert, sofern sie Parfum im Sommer auf dem Dekolleté aufträgt.) Die Aromen entfalten sich im erwünschten persönlichen Bereich, wenn Sie sie auf Brusthöhe unter dem Hemd auftragen.

Die Rasierwasserfrage: In einer polyglotten Gesellschaft, in der man sich mit Wangenkuss begrüßt, landet ein parfümiertes Rasierwasser schnell mal auf den Lippen der Geschäftspartnerin oder Bekannten – die Ihren Duft dann die ganze Zeit im Essen hat. Um Duftstoffe zu binden wird zudem Alkohol benötigt, auch im Rasierwasser, was gerade eine empfindliche Haut nicht liebt. Besser, Sie verwenden nach der Rasur eine duftneutrale Pflege und wenden Ihren Duft aus dem Flakon an.

In der Auswahl dürfen Sie auch ruhig infrage stellen, ob die marketinggetriebenen Präsentationen in den sehr großen Parfümerien tatsächlich dem eigenen unverwechselbaren Persönlichkeitsimage gerecht werden? Beim Betreten so eines Tempels fällt zu schnell auf, dass die repräsentierten Marken im gesamten Lifestyle-Segment und mit großem Budget beworben werden, und wir hier ausschließlich Produkte mit einem hohen Allgemeinwert finden. „Wir verkaufen, was alle haben wollen!“ proklamiert entsprechend der hippe Verkäufer mit der *Ich-sag-Dir-jetzt-was-in-ist*-Ausstrahlung. Aber ist das auch die richtige Beratung für gestandene Persönlichkeiten mit individuellem Anspruch?

Es gibt Tipps für die Auswahl, denn ein ungeliebtes und daher unbenutztes Parfum ist eine überflüssige Investition. In einem anderen meiner Bücher gehe ich der Qualitätsfrage beim Einkauf von Parfüms und Düften nach.

Verkaufspersonal in dieser Branche sollte vor allen Dingen die richtigen Fragen stellen können, etwa was für Sie *ein frischer Duft* bedeutet. Unterschiedliche kulturelle Prägungen nämlich können verschiedene Antworten liefern, was mit der Integration anderer Nationalitäten auch zunehmend bedeutend wird. Während die einen *frisch* meistens mit *zitronig* assoziieren, denken andere Landsmänner eher an Vanille-Aromen, welche an den Duft von Babypuder und ein *frisches Kind* erinnern. Besonders wichtig sind auch die hohe soziale Kompetenz von Verkäuferin oder Verkäufer und die Fähigkeit anzubieten, was *Sie* zufriedenstellt, unabhängig vom eigenen Geschmack. Das verlangt Abstand zu sich selbst. Gute Beratung sollte also markenunabhängig und kundenorientiert sein und bei Bedarf auch Nischenprodukte anbieten.

Vorbereitung auf den Dufteinkauf: Sie sollten Ihre Ausstrahlung kennen. Klassisch? Casual-leger? Avantgarde oder sportlich?

Essen Sie am Vortag nur, was Ihrem persönlichen Normalzustand entspricht, weil sich Ernährung auf den Duft der Haut auswirkt: Wer also würziges Essen liebt und regelmäßig zu sich nimmt, verzichtet auch vor dem Parfumkauf nicht darauf – wer sich eher mild ernährt, kauft den neuen Duft nicht gerade nach einem Besuch im Asia-Restaurant.

Duschen Sie am Morgen normal, aber parfümieren Sie sich nicht und kleiden Sie sich entsprechend Ihrem Typ – Sie werden sich authentischer fühlen und erhalten eine bessere Beratung. In den Wochen vorher haben Sie ein paar Düfte spontan im Vorbeigehen getestet, um eine Richtung zu finden oder zumindest ein paar Trends auszuschließen. Denn der neueste Duft von Marke XY oder *Celebrity* Z hat selten mit Ihnen etwas zu tun. Nehmen Sie jemanden mit, der Sie wirklich mag – und deshalb auch kritisch ist.

Auswahl Ihres Identitätsdufts: Wählen Sie ein Geschäft, das Ihnen sympathisch ist und welches Sie für kompetent halten. Kleinere, inhabergeführte Geschäfte, bei denen hinter dem Angebot auch ein Mensch steht, bieten oft auch eine bessere Sortimentsbreite und -tiefe, die über den Mainstream hinausgeht. Entsprechend braucht das Personal auch eine größere Sortimentskenntnis.

Lassen Sie die Präsentation der Duftabteilung auf sich wirken: Gängige Düfte oder *Ladenhüter*, die abverkauft werden müssen, werden gerne auf Augenhöhe platziert. Es gibt aber noch die Reckhöhe (höher als Ihr Kopf), Griffhöhe (Brust- bis Hüfthöhe) und die Bückhöhe (Oberschenkel bis Boden). Bitte schauen Sie sich überall um. Schätze findet man meistens erst auf den zweiten Blick. Gehen Sie nach Farben! Lassen Sie die Verpackungen und Flakons auf sich wirken (nicht umsonst geben Firmen viel Geld für Flakon-Design aus): Der Flakon erzählt etwas über das Parfum: Ein klassisch-eleganter Duft wird nie in einer bunten Verpackung mit verschnörkeltem Flakon angeboten.

Ihre Nase kann zu viele Düfte nicht unterscheiden und ist schnell überfordert. Sprühen Sie daher nur wenige Duftproben auf die weißen Riechstreifen – oder ein unbenutztes Taschentuch, um das Aroma aufzunehmen. *Wedeln* Sie die ersten Wolken des Alkoholgeruchs weg. Wenn Sie nun am Streifen riechen, erleben Sie immer noch nur die Kopfnote. Wenn Sie das Gefühl haben, die Düfte nicht mehr unterscheiden zu können, neutralisieren Sie die Nase an bereitgestellten Kaffeebohnen oder am eigenen Körpergeruch, zum Beispiel – ja wirklich – in der eigenen Armbeuge.

Sprühen Sie die drei Düfte, die Ihnen auf den Riechstreifen am besten gefallen, auf gut erreichbare Hautpartien wie etwa beide Handrücken und den Ellenbogen. Dann verlassen sie die Parfümerie für etwa eine Stunde, das ist wichtig. So lange braucht Ihre Nase zur Erholung – und der Duft, um sich auf der Haut von der Kopfnote über die Herznote bis zur Basisnote zu entwickeln. Vergleichen Sie Ihre Favoriten immer wieder: Was sich nach einer Stunde gut anfühlt und von Ihrem Begleiter/Ihrer Begleiterin als passend bezeichnet wird, können Sie nehmen. Ansonsten suchen Sie bitte weiter.

 Die Sorgfalt der Auswahl und qualifizierte Beratung sind der Weg zu einem Persönlichkeitsduft – eigen und besonders. Ein guter Duft kann Sie über Jahre begleiten, denn Ihr Image ist für *Mainstream* zu wertvoll.

36 Sonnenbrille – cool oder peinlich?

Bei jungen Leuten rangiert die Sonnenbrille als *das* Symbol für eine lässige Aura. Früher galt: Wer eine Frau *aufreißen* wollte, kaufte sich zunächst eine neue Sonnenbrille. An ihr spiegeln sich Trends so zuverlässig wie an kaum einem anderen Accessoire, und mit der gleichen Zuverlässigkeit haben coole Sonnenbrillen gerade *wegen* ihrer Trendabhängigkeit eine sehr geringe Halbwertzeit.

Heute sind sie mehr denn je eine Imagesache. Schade allerdings, wenn dabei nur das Image des Designers oder Labels poliert wird – und nicht das eigene. Außer den funktionalen Anforderungen spielt für viele Sonnenbrillenträger heute der durch ein erkennbares Label nach außen sichtbar angenommene Preis eine Rolle. Dabei ist der Materialwert – gerade ohne Sichtkorrektur – je nach Auflage denkbar gering. Neben primären funktionalen Anforderungen (UVA-Strahlenschutz!) helfen Ihnen bei der Auswahl auch die folgenden Hinweise. Sonnenbrillen wie einen Haarreifen zu tragen ist übrigens nur attraktiv, wenn da noch Haare zum Zurückhalten sind. Bei sehr kurzem oder ausbleibendem Haarvolumen verfehlt die Geste eher die Wirkung. Ähnlich verhält es sich übrigens mit dem Tragen von

Sonnenbrillen in geschlossenen Räumen oder nach Sonnenuntergang: Das ist alles andere als lässig und in Gesellschaft auch sehr unhöflich.

Es ist tröstlich zu wissen, dass Frauen, welche Mann statt *Macho* suchen, ohnehin lieber einen tiefen Blick in die Augen werfen. Dann kann der Blendschutz, den man zur Begrüßung abnimmt, genauso gut zum Gesicht passen – und damit erst so richtig cool werden.

Typgerechte Auswahl vor Trend: Wer die Sortimente im Brillenfachhandel mit Abstand betrachtet, wird eine gewisse Einförmigkeit nicht übersehen. Die sogenannte *Optikerbrille* folgt einem unsichtbaren Prinzip, das wie mit der Gießkanne über alle Kunden ergossen wird, wenn nicht Sie selbst als Kunde und der Fachmann es verhindern.

Eine Zeit lang waren es zum Beispiel dunkle Hornbrillen, bevorzugt in Schwarz, mit eckigen Konturen, die schlichtweg allen Gesichtern verpasst wurden, weil sie *furchtbar interessant* machten … nur dass es auf einmal viele furchtbar interessante Leute gab, und der informierte Betrachter bei so markanten Trends rückwirkend das Kaufdatum ausmachen kann.

Wieviel Sorgfalt ist uns der eigene Stil, gerade wenn er mitten im Gesicht auf unserer Nase sitzt, noch wert? Leider ist eine Brille heute mehr Markenstatement als dass sie etwas für das Gesicht der Person selbst tut – und die Qualität der stilistischen Beratung lässt oft zu wünschen übrig. Eine typgerechte Brille wird Ihr Gesicht prägnanter machen, und ein guter Augenoptiker wird Ihnen auch erklären können, warum. Die ganze Auswahl einer Brillenfassung ist nämlich keine mystische Aktion, sondern das Wissen um die Linien Ihres Gesichts und Ihrer Gesichtszüge, also der Form von Augenbrauen, Augen, Nase und Lippen.

Die Gesichtsform entscheidet: Fassungen, die das Gesicht des Trägers und seine typischen Gesichtsmerkmale betonen sollen, gehen eher *mit* der Linie von Gesichtszügen und Außenkontur als gegen sie. Das bedeutet: Markante Gesichter mit geraden Linien und eckigen Formen werden durch eben solche Brillen hervorgehoben, Gesichter mit abgerundeten Linien durch weichere Formen, wobei man aber die Gesichtsform nicht genau aufnehmen sollte. Viele Anbieter raten genau *gegen* die Linien des Gesichts zu gehen und erreichen damit, dass die Brille das Gesicht dominiert. Absicht?

Für viele ist es schwierig, die Kontur des Gesichts zu erkennen. Wer kann schon sein Gesicht, das er täglich morgens im Spiegel begrüßt, mit dem nötigen Abstand selbst analysieren? Bei den meisten käme hilflos *oval* heraus – auch wenn das Gesicht vielleicht tropfenförmig oder gar rechteckig ist. Dabei geht es um die Analyse der Struktur des Gesichts, die erkennbar ist, wenn man die Haare zurücknimmt und die Linie des Kiefers und den Haaransatz, beziehungsweise die Stirnkontur betrachtet, außerdem die erwähnten Gesichtszüge. Diese Einschätzung sollte Teil der Beratung durch den Optiker sein, wird allerdings in der Ausbildung kaum gelehrt, wie eine Meisterin des Handwerks einräumt. Im Idealfall kennt ein mündiger Kunde daher seine Gesichtsform und -züge selbst und definiert seine Vorstellungen vor dem Gang zum Optiker oder dem Vorbeisurfen im Netz genau.

Wofür auch immer Sie sich entscheiden: Tun Sie es bewusst und überlassen Sie Ihre Optik nicht dem Zufall oder einem Trend. Stil, gerade wenn er mitten im Gesicht stattfindet, sollte nie im toten Winkel Ihrer Aufmerksamkeit liegen.

37 Ansprache und Date – die Sichtweise der Frauen

So souverän man im Beruf auch sein mag – wenn es um die Suche nach einer neuen Partnerschaft geht, sind Stärken und Schwächen auf einmal mehr als Spielkarten im Poker um den besten Job, den prestigeträchtigen Auftrag oder die bestmögliche Bezahlung. Auf der Suche nach einer Frau als Partnerin für länger steht auf einmal das eigene innere und äußere Selbst zur Disposition.

Und wie so mancher Manager nach vielen Jahren einer Konzernkarriere auf einmal feststellen muss, dass er seit Ewigkeiten keinen Lebenslauf mehr geschrieben und über den vielen Zahlen und Vorgaben seinen eigenen USP (engl. „Unique Selling Proposition“ = einzigartiger Verkaufsmoment) vernachlässigt hat, kommt er als Mann nach einer Trennung an den gleichen Punkt sich zu fragen, was ihn selbst eigentlich ausmacht – und wer dazu passt. Wie im Job auch. Gerade in der zweiten Lebenshälfte sind bestimmte Lektionen gelernt und zu viele Kompromisse keine Option mehr.

Wie sollte sich eine Partnerschaft, die lange, manchmal den Rest Ihres Lebens, halten soll, gestalten? Welche Wünsche haben Sie an das Miteinander und das Ohneeinander? Welches Maß an Verbundenheit und Vertrautheit braucht es – und wie viel Augenhöhe?

Vielleicht möchten Sie sich insgeheim angenommen fühlen, so wie Sie sind, und das genießen können, von einer eigenständigen Partnerin mit eigenen Interessen, Vorlieben und Freunden. Da ist ein Glauben aneinander, und Sie beide können Kleinigkeiten einfach auf sich beruhen lassen – weil Sie sich des gegenseitigen Wohlwollens sicher sein können. Sie und die noch unbekannte Frau können sich aufeinander verlassen und füreinander stark sein. In so einem Team gibt es keine Nummer 1 oder 2, keine „Regierung“, keinen Vorstand und keine legislative Instanz. Nur ein Zusammenleben, in dem sich *beide* entwickeln. Wenn es mal nicht gut läuft, können Sie sich an den anderen innerlich anlehnen und müssen nicht mehr darstellen. Viele Beispiele in der Wirtschaft zeigen übrigens, dass zwei an der Spitze bessere Ergebnisse bringen – die berühmte Doppelspitze.

Zu Hause ist das nicht anders. Nur müssen Sie dieser Frau noch begegnen, sie ansprechen und kennenlernen.

Und während die Antworten auf die Frage nach der Partnerschaft, die Sie – und niemand anderen – glücklich macht, Ihre ureigene Angelegenheit sind, schleicht sich unmerklich die alles entscheidende Frage ein, wie diese Frau als Lebenspartnerin zu gewinnen ist, wenn sie vor Ihnen steht. Ohne dass Sie gleich mit der Tür ins Haus fallen müssen.

Von einer Tatsache können Sie ausgehen: Eine interessante und interessierte Frau wird erfahren wollen, wer *hinter* der Fassade steckt. Und wenn auch sie die Augenhöhe sucht, wird sie von Statussymbolen wenig beeindruckt sein. Gerade das Gespräch über Persönliches, über das Sein als Mann oder Frau aber kann manchmal verletzbar und meistens verlegen machen. Annäherung bleibt privat wie geschäftlich ein Akt der subtilen Balance.

Fragt man umgekehrt die Frauen, was Sie an Männern schätzen und sich wünschen, wird ein *Gros* Zuverlässigkeit, Höflichkeit und Ehrlichkeit unter ihren *Top Ten* nennen. Das tun alle Frauen, und sie erwarten es übrigens auch von potentiellen Geschäftspartnern.

Was aber heißt das konkret? Und was bedeutet es für ein erstes persönliches Treffen? In der Formulierung von Hinweisen, mit denen Sie auch etwas anfangen können, habe ich Frauen verschiedenen Alters, die glückliche und gleichberechtigte Partnerschaften auf Augenhöhe leben, um ihre Erfahrungen und Empfehlungen gebeten. Und es hat mich fasziniert und sehr berührt, welche Geschichten das Gespräch über Flirten, *Dates* und keimende Beziehungen zutage fördert.

Eine Dame berichtete, wie sich ihr heutiger Ehemann im ICE auf den fest reservierten Platz neben ihren ebenfalls fest reservierten setzte und sich höflich mit Namen vorstellte. Daraus entspann sich eine lange Unterhaltung, während der sich beide ineinander verliebten. Ihre Ehe ist bis heute sehr glücklich. Der Clou dieser wahren Begebenheit, die sich so kein Autor ausdenken kann, ist nicht etwa die Gelegenheit durch den Algorithmus der Platzreservierung der Deutschen Bahn, sondern die entwaffnende Geste des Mannes, sich an einem mehr oder weniger unpersönlichen Ort persönlich vorzustellen. Ohne das hätte die *Heldin*, welche zu dem Zeitpunkt nach einer vorangegangenen Trennung (noch) nicht wieder auf Partnersuche war, in den folgenden drei Stunden ihr Buch gelesen und wenig für den Dialog mit dem Unbekannten übriggehabt. Offenbar hat Höflichkeit – gerade heute – einen Reiz, der die Oberfläche durchdringt.

Und so schreibt auch Claudia Specht (siehe Seite 154) in ihrer E-Mail weiter:

„Viele kleine Gesten, die ein Gentleman früher für selbstverständlich hielt, sind auch heute noch echte Pluspunkte im Umgang mit uns Frauen. Pünktlich da zu sein, in den Mantel zu helfen und ein gepflegtes Äußeres – gerne auch sportlich in Jeans (nur nicht gerade jene, bei denen ich das Bedürfnis hätte, sie flicken zu wollen).

Wenn Sie die Frau, die Ihr Interesse geweckt hat, einladen: Dann lassen Sie sie bitte nicht am Ende des Abends für zwei Personen zahlen, sondern maximal für sich selbst. Es gibt Männer, die generös zum Abendessen einladen, beim Bezahlen dann aber überrascht feststellen, dass sie gar nicht so viel Geld dabeihaben und die Frau bezahlen lassen. Ist es ein Schachzug, um zu prüfen, ob die potentielle Neue auf eigenen Beinen stehen kann? Oder ein Missgeschick?

Es gibt auch welche, die beim ersten Date glauben, gleich Tipps für eine schickere Frisur oder einen optimierten Kleidungsstil geben zu müssen. Ist das als Zeichen von ‚Ich kenne den Trend und weiß, was angesagt ist' zu verstehen? Oder eher ein Zeichen von ‚Wenn wir ein Paar werden sollten, habe ich bestimmte Vorstellungen'? Keine dieser Situationen motiviert zu einem tieferen Kontakt …"

Gibt es überhaupt eine Anleitung fürs erste Date?

Je nach Geburtsjahrgang mag auch der reale oder virtuelle Ort der Begegnung, die zum ersten Date animiert, ein anderer sein. Und während für die einen das Kennenlernen über Internet das normalste auf der Welt ist, sehen das die anderen keineswegs so. Interesse ohne physische Wahrnehmung entwickeln? Das scheint undenkbar.

Der Vorteil des Internets in der Paar-Anbahnung ist vielleicht die klare Formulierung von Wünschen, welche Fehlgriffe schon im Vorfeld minimieren soll, der Nachteil die grenzenlose Möglichkeit, das eigene Selbst in schönsten Lettern darzustellen. Das erste der bessere Selbstausdruck – das zweite der verschleierte Selbstausdruck. Auf ein- und derselben Plattform … ein Weichspüler ist nichts dagegen.

Im Internet entstehen aber auch *wegen* des verbesserten Selbstausdrucks tragfähige und glückliche Partnerschaften wie in dieser wahren Geschichte von Hannah*, einer erfolgreichen Journalistin, die dennoch und um sich und ihren Mann zu schützen anonym bleiben möchte.

* Die Frauen, die ihre Geschichten hier mit Ihnen teilen, beweisen damit nicht nur ihre Sympathie für Männer – und entsprechend viel Verständnis für aufkommende Unsicherheiten beim ersten Date –, sondern auch ein hohes Maß an Zivilcourage. Und so ist es verständlich, wenn manche Namen wie *Hannah* erfunden sind. Dahinter stehen jedoch Personen aus Fleisch und Blut, die mein Vertrauen haben. Und genauso real sind die Geschichten, die sie erzählen.

Die Tücken der Onlinesuche: „Und? Wie habt Ihr Euch eigentlich kennengelernt?“ Ich mag es nicht, wenn neugierige Bekannte mir oder meinem Partner diese Frage stellen. „Internet“, nuschle ich dann und wechsle schnell das Thema. Die Wahrheit über Online-Partnerbörsen ist nämlich bedauerlich wenig glamourös und meilenweit von meiner „Ich-traf-ihn-bei-einem-Hooters-Konzert-und-wir-verliebten-uns-auf-den-ersten-Blick“-Fantasie entfernt.

Es fing ganz nüchtern an. Zwei Singles Mitte 30, beruflich erfolgreich, aber ein wenig überarbeitet, zu alt für Studentenpartys und zu jung für einsame Abende vor dem Fernseher. Wir trafen uns bei einer Online-Partnerbörse. Nach einem kurzen Chat telefonierten wir schon am ersten Abend. Das Gespräch war richtig nett. Und so unterhielten wir uns bald täglich. Mir gefielen sein Humor, seine Stimme und seine ruhige, souveräne Art. Das vierte Telefonat dauerte über fünf Stunden – bis in die Nacht hinein. Kein Zweifel: Wir waren bis über beide Ohren „telefonverliebt“.

Nun ist es mit der Telefonverliebtheit so eine Sache: Es fühlt sich toll an, jemanden auf diese Weise kennenzulernen. Du konzentrierst Dich auf die Kommunikation, auf die Tonlage Deines Gesprächspartners, auf seine Wortwahl und auf die Geschichten, die er zu erzählen weiß. Doch das Risiko ist hoch, denn der Telefontraum kann allzu leicht platzen. Vielleicht riecht der Andere seltsam, geht nie zum Friseur, trägt T-Shirts mit Totenköpfen oder Einhörnern drauf und schmatzt auch noch beim Essen?

In solchen Fällen kann es richtig unangenehm werden. Du erkennst zwar in Windeseile, dass der schmatzende Kerl mit dem Einhorn-T-Shirt leider doch nicht *Mr. Right* ist. Am Telefon hast Du ihm aber bereits Dein halbes Leben und vielleicht sogar Deine Herzenswünsche offenbart. Nun möchtest Du Dir am liebsten die bereits gesprochenen Worte in den Mund zurückschieben! Doch dafür ist es leider zu spät.

Als mein neuer Schwarm mir gestand, dass er vor lauter telefonverschuldeter Glücksverwirrung auf dem Rückweg von einer Reise die falsche Autobahnausfahrt genommen habe und gedankenverloren viele Kilometer in die falsche Richtung gefahren sei, wussten wir: „Es ist so weit. Wir müssen dringend handeln, um mögliche Einhorn-Szenarien zu vermeiden!"

Noch am selben Abend trafen wir uns spontan in einem Restaurant, das für uns beide verkehrsgünstig lag. Ich hatte davor noch einen Termin. Mit Mühe und Not erreichte ich halbwegs pünktlich den Treffpunkt. Abgehetzt eilte ich über den Parkplatz. Mein Date wartete bereits am Eingang und überreichte mir lächelnd einen zauberhaften Blumenstrauß. Wie lieb!

Wäre in diesem Augenblick doch nur die Zeit stehen geblieben! Ich hätte nicht hören müssen, was er einen Moment später zu mir sagte: „Bist Du die Frau meiner schlaflosen Nächte?" Es war witzig gemeint und irgendwie auch wahr, hatten wir doch an den Abenden zuvor bis weit nach Mitternacht telefoniert. Dennoch klang es abgedroschen und ich begann, mich unwohl zu fühlen.

Das Restaurant war menschenleer, das Licht grell, es war Dienstagabend und im Nebenraum übertrugen sie das DFB-Pokalspiel Bayern gegen Dortmund. Wir saßen uns gegenüber und rasch kam das Gefühl eines Bewerbungsgesprächs auf.

Ich bin Journalistin und von Berufs wegen neugierig. Also fragte ich meinen Begleiter alle möglichen Dinge, die mir gerade so einfielen. Irgendwie musste es doch möglich sein, ein Gespräch in Gang zu bringen! Am Telefon hatten wir gar nicht aufhören können zu quasseln. Mein Date fühlte sich jedoch mindestens so unwohl wie ich. Ihm gegenüber saß eine fremde Frau, die ihm Löcher in den Bauch fragte!

In die peinliche Stille zwischen meinen Interviewfragen und seinen zurückhaltenden Antworten kam mir die – so dachte ich – rettende Idee: „Lass uns etwas zu essen bestellen!“ Leider gab es zur Feier des Pokalabends und angesichts der vorgerückten Stunde nur Wurstsalat. Na gut, Hauptsache etwas zum Beißen! Immerhin würde er eine Weile unsere zitternden Hände und verstummten Münder beschäftigen.

Der Wurstsalat kam, mein Begleiter seufzte und begann in penibler Kleinarbeit, die Zwiebeln aus dem Gericht zu pulen. In seiner Nervosität hatte er vergessen, dem Kellner zu sagen, dass er eben diese nicht essen konnte. Ich begann, über Einhorn-Männer und Essmanieren nachzudenken.

An dieser Stelle erspare ich Ihnen den Rest des Abends. Er wurde nämlich nicht mehr besser und endete damit, dass mein Begleiter mit einem Affenzahn vom Parkplatz des günstig gelegenen Restaurants brauste – er konnte gar nicht schnell genug von mir wegkommen. Ich für meinen Teil rief noch vom Auto aus eine Freundin an und beklagte mich über den schrägen Typen, den miesen Abend und das verpatzte Date.

Aber – ob Sie es glauben oder nicht: Am nächsten Tag telefonierten der Zwiebelverächter und ich ein weiteres Mal. Wir konnten diesen schrecklichen Abend nicht einfach so stehen lassen. Dafür waren wir uns am Telefon zu nahe gewesen. Es folgten ein zweites, ein drittes und noch viele weitere Dates. Monate gingen ins Land, ich zog um in eine neue Wohnung, er richtete mein WLAN ein, wir fuhren gemeinsam übers Wochenende weg, tranken bei Nacht Wein unterm Sternenhimmel … und fanden endlich zueinander.

Heute haben er und ich ein gemeinsames Haus, einen gemeinsamen Kater und ein gemeinsames WLAN.

Warum ich Ihnen diese Geschichte erzähle? Weil Sie vielleicht aus unseren Fehlern lernen können:

1. Onlinedating ist praktisch, aber eine Herausforderung. Verraten Sie nicht zu viel von sich. Bewahren Sie – gerade zu Beginn – eine gesunde Skepsis.
2. Wählen Sie den Zeitpunkt klug. Nach dem ersten Kontakt gleich um ein Treffen zu bitten ist verfrüht. Schieben Sie den Realitätscheck aber auch nicht wochenlang hinaus.

3. Bauen Sie vor und nach dem Date genügend Zeitpuffer ein, damit Sie nicht hetzen müssen.
4. Seien Sie freundlich, höflich und authentisch. Das genügt. Der zwanghafte Versuch, witzig oder originell zu wirken, geht meist nach hinten los. Klopfen Sie keine Sprüche. Bereiten Sie auch bitte keine Kommentare oder Komplimente vor. Sie kommen nämlich genau so rüber, wie sie sind: einstudiert.
5. Verschenken Sie beim ersten Treffen keine Blumen. Obwohl ich mich damals sehr über den Strauß meines Begleiters freute, war er in dieser Situation einfach unpraktisch. Was sollte ich mit ihm machen? Im Restaurant neben mich auf die Bank legen? In meiner Handtasche verschwinden lassen? Wir baten den Kellner schließlich um eine Vase. Da er keine zur Hand hatte, verbrachten die Blümchen den Abend wenig stilvoll in einem Bierglas.
6. Fürs erste Date ist ein Spaziergang ideal. Bewegung entspannt und man muss sich nicht ständig anstarren. Auch eine Gesprächspause ist beim Gehen kein Drama. Betrachten Sie einfach gemeinsam die Umgebung! Wenn Sie danach noch Lust auf einen Imbiss oder einen Kaffee haben, stehen Ihnen alle Möglichkeiten offen. Falls nicht, kommen Sie aber auch schnell wieder aus der Nummer raus. Ende der Spazierrunde, Ende des Dates. Uff!
7. Falls Sie sich doch zum Essen treffen: Wählen Sie das Restaurant mit Sorgfalt. Man sollte gemütlich sitzen können, es darf nicht zu laut oder zu hektisch sein,

die Beleuchtung muss stimmen und wahlweise sollte im Nebenraum kein Fußballspiel laufen.

8. Bestellen Sie etwas, das einfach zu verspeisen und keine schicksalshafte Einladung für programmierte Unfälle ist. Also keine Spaghetti mit Tomatensoße, keine Schnecken, keinen Hummer, keine Salate mit widerspenstigen, großen Blättern. Sie wissen, was ich meine.
9. Falls es beim ersten Date nicht sofort funkt, muss das nicht unbedingt ein Zeichen dafür sein, dass der Andere als potentieller Partner durchgefallen ist. Es gibt vielleicht die Liebe auf den ersten Blick. Aber in vielen Fällen entwickeln sich Zuneigung und Sympathie erst allmählich. Manchmal lohnt es sich, Geduld zu beweisen.

Der Humor spielt mit: Stefanie, eine gestandene Businessfrau im Personalwesen aus München und *datingerfahren,* beschreibt es in ihren eigenen Worten und aus ihrer eigenen Geschichte heraus, denn sie lebt heute glücklich mit dem Mann, der damals so klug war, zum ersten Ausflug Tee und Plätzchen mitzubringen. Meist sind es die kleinen Dinge, die Impuls *für mehr* sein können.

„Für mich ist ein perfektes Date, wenn aus dem Stehgreif Momente entstehen, die zeigen, ob man den gleichen Humor, Lebenseinstellung und Pragmatismus hat.

Ein geplantes Date in einem Restaurant hat sich in der Vergangenheit immer als etwas zu angespannt herausgestellt. Entweder war es zu laut oder das Essen vergleichsweise teuer – eine Einladung durch den Herrn war mir dann auch nicht angenehm beim ersten Date. Das Verhalten beim Essen und Trinken zeigt viele Eigenschaften, die aber beim ersten Mal überbewertet werden, zumal beide alles andere als entspannt sind.

Mein bestes Date war eine verabredete Wanderung. Es hatte etwas geschneit, die Wege waren vereist – Ziel war eine ‚Mittagsjausen' auf einer Hütte. Bei der Bewerkstelligung des vereisten Aufstiegs hatte sich schon gezeigt, dass mein Date aufmerksam ist, mir bei schwierigen Passagen ganz unter die Arme greift, und ganz nebenbei konnten wir locker und zwanglos Geschichten austauschen.

Oben auf der Hütte stellte sich leider heraus, dass diese wegen Renovierungsarbeiten geschlossen war. Mein erster Gedanke war direkt: „Schlechte Vorbereitung von ihm, und nun sitze ich hier mit Durst und Hunger." Aber ich hatte mich getäuscht: Auch wenn er nicht gewusst hatte, dass die Hütte geschlossen ist, hatte er warmen Tee und Plätzchen dabei. Ein Mann, der immer für alle Fälle gerüstet ist: Das hat mir imponiert und mir wurde bewusst, dass ich mit ihm immer und überall klarkommen werde.

Es ist sicherlich nicht immer möglich, gleich eine Wanderung oder Ähnliches für ein erstes Date zu organisieren, aber ein Spaziergang mit Eis essen, ein netter Zielort mit einem gemeinsamen Drink – gerne auch mitgebrachtem Sekt – ist reizvoll, und der Mann zeigt mehr von seiner echten Persönlichkeit."

Auch im *Dating* gibt es also keine ultimativen Tipps, keine Rezepte, die stets funktionieren. Gut vorbereitet sind Sie aber, wenn Sie sich vorab in die Situation hineinversetzen und auch im Blick haben, was organisatorisch schieflaufen könnte – wie im Geschäftsleben auch. Die äußeren Gegebenheiten lassen sich also bedingt planen – alles andere sollten Sie aber besser *nicht* planen: Die Frau, die zu Ihnen passt, möchte nicht mehr und nicht weniger als *Sie* kennenlernen. Und so rankt sich die ganze Kunst darum, die Fassade einmal sein zu lassen und einfach nur Sie selbst zu sein.

Erfahrungsberichte, die von der Natur des *Datings* erzählen, liefern gleichzeitig auch Hinweise, wie eine entspannte Verabredung aussehen kann – nicht umsonst ist der scheinbar unverbindliche gemeinsame Kaffeegenuss so ein zeitloser Hit in der Ansprache des anderen Geschlechts. Aber vielleicht fällt Ihnen noch etwas Originelleres ein.

Wenn nämlich eine gemeinsame Aktivität im Vordergrund steht, erhält die Frage einen Tenor, der Ihnen niemals peinlich sein muss, weil das vordergründige Interesse der *Sache* gilt und nicht der Dame als weibliches Wesen.

So wie – übertragen auf den Businesskontext – gemeinsam verbrachte Zeit auch eine gute Basis für eine erfolgreiche Geschäftsbeziehung sein kann ... wie die Kultur der *Business-Lunches* immer wieder beweist.

Denn je internationaler wir werden, desto mehr verbinden sich Gepflogenheiten anderer Kulturen mit unserem Geschäftsalltag: Die gemeinsame Nahrungsaufnahme ist viel mehr als *das Brot miteinander zu brechen* – sie dient dem Kennenlernen und der Pflege der menschlichen Beziehung. In einem Land wie Frankreich etwa wird kaum jemand mit Ihnen Geschäfte machen wollen, der Sie nicht auf dieser persönlichen Ebene kennengelernt hat. Dort gehört es zum guten Ton dazu, ein paar private – nicht intime! – Informationen von sich preiszugeben, Hobbies und die Anzahl der Kinder auszutauschen und bei wahlweise Wasser, Wein und Tischkultur auch ein paar Überzeugungen und Werte zu vermitteln. Kennzahlen, auf die beide Gesprächspartner sich später verlassen können.

Geht es um ein privates Kennenlernen, ist ein erstes Treffen mit einem Restaurantbesuch oft überfrachtet und verträgt mehr Leichtigkeit. Und so suchen ja auch in der unendlichen Weite des *WorldWideWebs* viele Menschen nicht zuerst einen Partner, sondern zunächst einen Begleiter oder eine Begleiterin für gemeinsame Unternehmungen.

Ihr Gesicht wahren: Nehmen wir mal an, die Frau ist zwar an der Sache interessiert – nicht aber an Ihnen als Mann, weil sie bereits einen hat und nicht plant, sich einen zweiten zuzulegen: Dann hat sie spätestens jetzt, bei der Ansprache, die Gelegenheit, diese Tatsache ins Spiel zu bringen *ohne* dass Sie sich entblößt fühlen müssen.

So konservativ und verstaubt diese indirekte Kommunikation, die vielen Männern nicht liegt, auch klingen mag: Sie erspart allen Beteiligten die frontale Absage, welche das erwähnte innere Selbst im ungünstigsten Fall vor den Kopf stoßen würde. Niemand möchte sich sehenden Auges ein *Nein* einhandeln, und ein lächelndes „Schöne Idee, mein Freund interessiert sich auch für Moderne Kunst – vielleicht wollen wir das nächste Mal zu viert gehen und danach einen Wein trinken?“ verdaut sich in jedem Fall besser als ein hartes *Nein*.

Als junger Leser ist Ihnen der virtuelle (Erst-)Kontakt vielleicht geläufiger als der analoge. Am Ende eines Flirts und am Anfang einer Beziehung kommen Sie aber an der realen Begegnung und der damit verbundenen Körper- und Gebährdensprache nicht vorbei. „Zusammenleben“ ist mit Menschen so unendlich viel charmanter als mit virtuellen Bildern oder Robotern.

38 Annäherung statt Anmache – die Zauberformel für mehr Anziehungskraft

Womit wir bei der Kunst des Flirtens sind, die so wenige heute noch beherrschen. Ich selbst war über 40, als ich das

Flirten mit dem Ziel, als Tänzerin Männer zur Tanzaufforderung zu bewegen, erst noch lernen musste. Und bis heute kann ich es nicht so gut und so offensiv wie manche anderen Damen. In Vorbereitung auf das Leben bringt es einem ja auch keiner bei – schon gar nicht unsere Eltern, die es meist selbst nicht können oder konnten. Dabei ist Flirten zunächst ein harmloser Akt, der Sympathie und Anerkennung vermitteln soll und erst im zweiten oder dritten Schritt Aufhänger für ein Gespräch – oder in diesem Fall für einen Tanz sein kann. Aus dem Ritual der Tanzaufforderung lässt sich aber lernen.

Die Sprache der Signale: Im Tango Argentino, für den sich meine Tänzerseele entschieden hat, tanzen nicht festgelegte Paare miteinander, wie man es überwiegend aus der Tanzschule für Standard- und Lateintänze kennt, sondern es tanzt jeder mit jedem. Außer einem ansprechenden Äußeren und einer tänzerischen Qualität, die schöne Tanzerlebnisse vermuten lässt, spielt also die gekonnte Aufforderung eine große Rolle.

Im Tango wechseln die Musikspielarten namens Tango, Milonga und Vals, die klassischerweise jeweils vier Lieder lang gespielt werden, was man eine „Tanda" (span. Turnus) nennt, einander ab. Dazwischen wird eine andere, vom DJ frei wählbare Musik als „Cortina" (span. Vorhang) gespielt, welche als Pause genutzt wird, um durch ein schützendes Ritual einen neuen Tanzpartner/eine neue Tanzpartnerin zu wählen.

Auch im Tango möchte jeder sein Gesicht wahren, denn eine Abfuhr schmerzt. Deshalb wird sich niemand, der das Aufforderungsritual schätzt, direkt vor eine Tänzerin hinstellen und sie fragen, ob sie mit ihm tanzt. Im schlimmsten Fall lehnt sie direkt ab – wenn sie höflich ist, sagt sie, dass ihre Füße schmerzen und sie eine Pause einlegen möchte. Erfolglos abgewiesen zu werden, lässt sich aber vermeiden.

Es beginnt schon vor dem Tanz: Um einen neuen Tanzpartner oder eine Tanzpartnerin zu finden, blicken sich beide im Raum um und suchen Blickkontakt, im Spanischen „Mirada". Wird der Blick lächelnd erwidert und durch ein leichtes Kopfnicken, den „Cabeceo" beantwortet, hat man bereits eine Verabredung zum Tanz getroffen. Eine Tänzerin, die nicht mit Ihnen tanzen möchte, warum auch immer, wird Ihrem Blick ausweichen – und erspart Ihnen damit die Absage und das damit verbundene Gefühl von Ablehnung.

Erst mit diesem Einverständnis der Dame geht der Mann zu ihr, um sie zum Tanz abzuholen, denn nun ist er sich sicher. Die Dame ihrerseits bleibt aber sitzen bis der Tänzer vor ihr steht und ihr die Hand reicht – denn falls er die Dame neben ihr gemeint hat, möchte sie ja ihrerseits das eigene Gesicht wahren.

Manche Tänzerinnen und Tänzer suchen während eines Tanzabends im Vorfeld schon öfter Blickkontakt zueinander ohne das Ritual der Bestätigung. Dann baut sich Vorfreude auf den gemeinsamen Tanz auf. Dies ist der klassische Weg der Aufforderung, wenn es gut läuft. Natürlich gibt es in der Praxis inzwischen einige Männer und auch Frauen, die dem anderen mit einem „Tanzt Du mal mit mir?“ ein Ultimatum stellen, das zur Unhöflichkeit förmlich zwingt – oder zu einem unfreiwilligen Tanz – und welche mit dieser Frage den Reigen von Annehmen und Ablehnen, den niemand braucht, eröffnen.

Das Aufforderungsritual darf als Kult in einer *Community* gewertet werden, welche in erster Linie die Freude am Tanzen und an der Musik miteinander teilt. Aber nicht alle kennen und halten sich an den Kult. Der manchmal geäußerte Satz, der Tango sei der vertikale Ausdruck eines horizontalen Verlangens, wird dem Tango Argentino, der heute zum immateriellen Weltkulturerbe gehört, in keiner Weise gerecht. Vielmehr geht es um eine Kultur des Respekts füreinander in der Umarmung der Musik.

Überhaupt, die Umarmung: Vom Tango lässt auch sie sich abschauen. Viele Menschen haben verlernt oder vergessen, wie geborgen und herzwärmend sich eine innige Umarmung anfühlen kann – zwischen Freunden, Familienmitgliedern und auch (Lebens-)Partnern.

Eine richtige Umarmung ist alles andere als unmännlich.

Man muss sich nur trauen, wenn die Form der Beziehung es erlaubt.

 Zum Aufforderungsritual werden sich die modernen Köpfe unter Ihnen nun fragen, ob ein Brauch, der solche Rollenverteilungen lebt und Spielregeln kultiviert, überhaupt noch zeitgemäß ist? Es gibt aber unter begeisterten Tänzern durchaus auch Frauen, welche die Rolle der Führenden (also traditionell die Rolle des Mannes) tanzen und umgekehrt Männer, welche sich auch führen lassen. Das Spiel mit der Rolle macht es reizvoll – und kann für Führungskräfte tiefe Erkenntnisse bringen, um auch hier noch einmal die Parallele zur Geschäftswelt zu ziehen. Die eigentliche Aufgabe des oder der Führenden ist es, den Partner gut aussehen zu lassen. Auch das lässt sich auf unser Business, so manche Verhandlungspraktiken und den Erfolg im Alltag direkt übertragen. Unter der Überschrift „Tango für Manager" sind diese Parallelen übrigens auf *Manager Magazin Online* frei nachzulesen und differenziert beschrieben.

Duzen oder Siezen – was passt wo? Im Geschäftsleben gibt es manchmal ungeschriebene Regeln, die sich an dem Unternehmen orientieren, in dem man sich bewegt. In manchen Konzernen wird auch heute noch das „Sehr geehrte(r)" als Schriftform gepflegt.

Wenn es aber um Begegnungen in einem öffentlichen oder privaten Rahmen geht, entscheidet dieser über die Anrede – noch vor dem Alter der Menschen, die sich hier bewegen.

Für ein *Sie* im unverfänglichen Dialog spricht eine Begegnung im öffentlichen Raum wie Restaurant und Café,

Theaterfoyer, Museum, Bahn und öffentlicher Verkehr oder auch im Supermarkt. Das wird sich aber in den nächsten Jahren ändern. Menschen, die älter sind als man selbst, sollte man auch im privaten Rahmen mit *Sie* ansprechen. Rechnen Sie aber damit, dass eine Frau, die mit dem eigenen Älterwerden hadert, auch sensibel reagieren und mit: „Sehe ich etwa so alt aus?“ kontern kann. Dann sollten Sie eine gute Antwort, ein Kompliment und ein Augenzwinkern im Gepäck haben …

Für ein *Du* sprechen private Gelegenheiten wie fast alle Begegnungen im Sport, eine betont bodenständige Location sowie Events, bei denen alle einen engen und direkten Bezug zum Gastgeber als Mensch haben.

Es reicht aber nicht, mit dem Künstler *per Du* zu sein, wenn die Galerie den Event ausrichtet. Dann ist auch die attraktive Dame neben Ihnen bei der Vernissage zunächst mal *keine* Duz-Kumpanin, weil sie mit dem Künstler selbst vielleicht nicht bekannt oder befreundet – und nur im Presseverteiler der Galerie ist.

Die Ansprache einer unbekannten Frau: Was taugt nun aus dem Aufforderungsritual des Tanzens, wenn Sie mit einer Frau, die Ihnen sympathisch ist, ins Gespräch kommen wollen? Zusammenfassend vielleicht dieses:

- Sie müssen sie erst einmal sehen. Wer den Blick streng auf Arbeitsunterlagen oder sein Smartphone heftet, hat wenig Chance auf Blickkontakt.

- Suchen Sie solche Gelegenheiten in einem Umfeld, das auch Ihrem eigenen Interesse entspricht. Die Wahrscheinlichkeit, dort jemanden kennenzulernen, der das Interesse teilt, ist hoch.
- Sehen Sie das Ganze als Spiel. Ein freundliches Lächeln kostet sie nichts – und kann Ihnen umgekehrt den ganzen Tag retten, selbst wenn sich kein Gespräch entspinnt.
- Üben Sie sich in der Kunst des *Small Talks* und der kleinen, unverfänglichen Bemerkungen, nicht nur mit Frauen, sondern auch mit anderen Männern. Sie werden sich von Mal zu Mal wohler dabei fühlen.
- Gehen Sie nicht konfrontativ auf eine Person Ihres Interesses zu, sondern holen Sie sich ein *Okay* über das Ritual von Blicken und/oder Nicken.
- Wenn die ersten zarten Signale im Sande verlaufen, haben Sie nichts falsch gemacht – und schon gar nicht Ihr Gesicht verloren. Machen Sie sich das bewusst und bleiben Sie offen für neue Gelegenheiten.
- Machen Sie ruhig auch einmal ein Kompliment. Denn ein gutes ist über den Verdacht eines plumpen Kontaktversuchs längst erhaben.
- Wenn Sie ins Gespräch kommen, hören Sie zu!

Viele Frauen bemerken, dass Männer besonders in der Anfangsphase eines Kennenlernens oder während eines ersten Dates fast nahtlos über sich selbst sprechen und sehr wenige Fragen stellen. Eventuell wollen sie damit so viel von sich mitteilen, dass die Frau schnell entscheiden kann, ob und wie der Kontakt weitergeht? Die Frau ihrerseits wertet das aber als einen Mangel an Interesse und der Fähigkeit, zuhören zu können.

Zuhören gilt aber als Zauberformel, um Menschen für sich zu gewinnen. Es ist kein Geheimnis, dass menschliche Bindung durch Gespräche entsteht, dieses Gefühl, verstanden zu werden. Daraus wächst Sympathie. Und Vertrauen.

Attraktive und erfolgreiche Frauen können wenig mit einem Partner anfangen, der ständig in Konkurrenz zu ihnen steht. Vielmehr wünschen sich die meisten einen Mann mit Persönlichkeit, der es nicht nötig hat, sich zu profilieren und deshalb (auch) ein guter Zuhörer ist. Kurse zur Entwicklung von menschlichem Charisma vermitteln eindrücklich, wie wichtig gutes Zuhören ist, um von Menschen, mit denen man zu tun hat, als sympathisch wahrgenommen zu werden. Ein Tool zur Umsetzung strategischer Ziele? Nicht wirklich. Gelingen wird es aber ohnehin erst, wenn man auch in der Tiefe verstanden hat, was Zuhören bedeutet.

Die Kunst des Zuhörens: Als ich in der Schweiz lebte, musste ich anfangs bei einem Wort immer aufmerken: „Zueloose“ sagt der Eidgenosse, wenn er Zuhören meint. Jemandem zuzuhören – *wirklich und aufmerksam hinzuhören* bedeutet doch, dass man ihn als Persönlichkeit *zulassen* kann. Seitdem ist das meine liebste Schweizer Vokabel.

In der Schweiz lernt man übrigens auch, wie konstruktives Feedback wirklich geht: Im dortigen Sprachgebrauch geht es weniger darum zu sagen, was *nicht gut* war – diesen Punkt der herben Kritik darf man ruhig überspringen –, sondern vielmehr darum zu formulieren, wie es *besser* geht.

Wie merkt man eigentlich, wenn man mal kein guter Zuhörer war? Wenn zum Beispiel die oder der andere am Telefon fragen muss „Bist Du noch da?", sollten Sie aufhorchen. Oder es fällt auf, dass die Gesprächspartnerin sich öfter wiederholt. Dann fühlt sie sich nicht verstanden, weil die Reaktionen und Rückmeldungen zu dem Gesagten nicht passten oder zu dürftig ausgefallen sind.

Aktives Zuhören: Es ist mehr als das anerkennende *Ja* oder Brummen am Telefon. Das kann nämlich – je nach Tonfall – sogar so klingen als wollte man den anderen loswerden, zum Beispiel, wenn es in einem leicht atemlosen Staccato rüberkommt. In einem persönlichen Gespräch erzählen die Augen Geschichten, auch und gerade die eigenen. Wenn der Blick ständig abwandert, muss man das Gespräch eigentlich gar nicht erst beginnen.

Manche Unterhaltungen entwickeln auch einen Wechsel von Selbstbotschaften, die aber wenig mit *Zueloose* zu tun haben. Nur durch Rückfragen bleibt das Gespräch beim Anliegen des anderen. Das tut es aber nicht, wenn man jede Erzählung mit eigenen Beispielen kontert. Wenn Ihre Gesprächspartnerin also begeistert von einer Auslandsreise erzählt, gibt es zunächst keinen Anlass, ihr mit Ihren eigenen Erlebnissen ins Wort zu fallen. Zugegeben, sich zurückzunehmen fällt schwer, wenn Sie zum Thema selbst einiges sagen möchten, zahlt sich aber aus: Viel bereichernder ist es nämlich, die Erlebnisse des Gegenübers zuzulassen und die eigenen Erfahrungen innerlich damit zu ergänzen oder sie erst später beizutragen.

Reflektion: Wer aus einem Austausch eine Handlung formuliert, die aber erkennen lässt, dass er nicht wirklich zugehört hat, erntet nicht umsonst Unmut. Manche Leute sind nämlich eifrige aktive Zuhörer und verstehen vielleicht noch die Worte – können aber das Gehörte nicht mehr adäquat in Handlungen übertragen. Oder sie können es verbal übertragen – vergessen aber hinterher alles wieder, beziehungsweise speichern es in einer anderen *Schublade* des Gedächtnisses ab.

Tagträume und mangelnde Konzentration aber tun der Qualität als Zuhörer nicht gut. Zum Glück lassen sich wenigstens inhaltliche Unterschiede in der Betrachtung durch die Kunst der Zusammenfassung ausräumen.

39 Darf ich meinen Mitarbeiterinnen Komplimente machen?

„Großartig sehen Sie heute aus.“ Täuscht sie sich – oder sieht sie im Blick des Chefs auch ein kleines Glitzern? Lara, 27 und am Beginn einer großen Karriere, ist sich unsicher: Einerseits hat sie einen guten Draht zu ihrem Chef und schätzt den Mix aus professioneller und persönlicher

Kommunikation. Andererseits hat sie gelernt, dass Komplimente nicht in den Beruf gehören – schon gar nicht in ein Gespräch zwischen Chef und Mitarbeiterin.

Der Chef bemerkt das kurze Zögern und wird nun seinerseits unsicher. Er hatte jahrelang im europäischen Ausland gelebt und vergessen, dass Komplimente in Deutschland eine Sache für sich sind. Er schätzt Lara sehr und versteht sich als ihren Mentor. Gerade jetzt, kurz vor einer Präsentation, wollte er sie eigentlich nur bestätigen. Wie macht man Komplimente – und was ist das Problem dabei?

Einerseits geht es um den Sinn für Schönheit, der bei uns noch ausbaufähig ist. In Deutschland ist es nicht schick, sich für andere *chic* zu machen. Qué mal – wie traurig!

„Eitelkeit ist seit dem Biedermeier etwas Frivoles", konstatierte seinerseits auch Modeschöpfer Wolfgang Joop im „Sky talk" einer Ausgabe des Lufthansa-Magazins (10.2012) und bringt damit das Phänomen auf den Punkt. „In Japan", berichtete er weiter, „hat Mode auch einen anderen Stellenwert als bei uns und wird als hohe Kunst am Körper angesehen. In Deutschland gilt Mode dagegen als etwas Vermeidbares … als sei es lobenswert, sich nicht zurecht gemacht zu haben."

Nicht nur in Japan entfaltet diese Kunst am Körper eine andere Wirkung als gerade bei uns: Auch in Italien oder vielen anderen Ländern unterliegen schöne Dinge, stilvolle

Kleidung oder auch schicke Autos weniger dem Neidgedanken als der Erkenntnis: Es ist einfach schön! So kann man in Italien oder im Tessin ganze Trauben von Männern bewundernd und gestikulierend um einen nagelneuen Ferrari herumlaufen sehen – aber in Business-Deutschland? Das ist nahezu undenkbar.

Andererseits geht es um die professionelle Sachlichkeit, die wir in Gefahr sehen, sobald jemand unsere Erscheinung in ein Lob einbezieht. Noch dazu, wenn es um eine Frau geht. Dann steht wieder die Physis auf dem Plan und mit ihr unsere Emotionen, unser Selbstwert als Frau oder Mann. Wirkliche Anzüglichkeit oder Grenzüberschreitungen am Arbeitsplatz kommen vor. Dagegen sollten Sie als Mann etwas tun, wenn Sie es sehen – und als Frau, wenn es geschieht. Aber nicht jedes Kompliment ist anzüglich gemeint.

Auch der positive Zuspruch ist eine Sache von Sender und Empfänger und verlangt von beiden die Kunst der Kommunikation sowie etwas Vertrauen in das Wohlwollen des anderen. Die bereits genannte Erfahrung aus dem Tanz liefert zusätzlich noch ein paar weitere Gedankengänge, die sich auf unseren Berufsalltag und den Dialog zwischen Männern und Frauen wunderbar übertragen lassen. So antwortete neulich ein Tänzer, bei dem ich mich für seine einfühlsame Führung bedankte, mit dem einfachen Satz: „Ich will doch *mit* der Frau tanzen." Diese weisen Worte brauchen keine Erläuterung.

 Respekt ist die Grundlage nicht nur im Tanz, sondern auch jeder Zusammenarbeit, dann, wenn er nicht nur zitiert, sondern auch wirklich empfunden wird. Verantwortlich für das Ergebnis oder die Performance sind immer beide, die oder der Führende und die oder der Folgende. Wer wirklich führt, lässt den anderen gut aussehen. Deshalb darf der Führende nicht überfordern, was Beobachtungsgabe und -willen verlangt. Und wie im Tanz beginnt ein Patzer meistens in der Führung, beziehungsweise einer falschen Angabe.

Wie macht man also Komplimente im Job?

- Komplimente sollten immer ehrlich sein und keine eigennützige Absicht verfolgen. Ihr Kompliment an Ihre Kollegin „Du machst immer so tolle Power-Point-Charts – könntest Du das Vorbereiten der nächsten Präsentation für mich übernehmen?" ist kein Kompliment.
- Machen Sie Komplimente unter vier Augen/persönlich und nicht im Vorbeigehen.
- Anders als ein Lob ist es manchmal sogar besser, es zeitversetzt zu machen. Unser besagter Chef hätte zum Beispiel einen Tag später sagen können: „Sie haben gestern beim Kundentermin sehr elegant ausgesehen – das hat ihre professionelle Präsentation noch unterstrichen."
- Sagen Sie, worauf Sie sich beziehen, etwa: „Die Farbe Ihres Blazers passte zu Ihrer lebendigen Art und hat Ihr Gesicht betont. Dadurch haben die anderen Ihnen gut zugehört."
- *Verlinken* Sie also immer mit dem Businesskontext und der Leistung des Kompliment-Empfängers.

- Ersetzen Sie subjektive, schwammige Begriffe wie *gut aussehen, hübsch* und *schön* durch präzise wie „guter Stoff", „tolle Farbzusammenstellung" etc.
- Und als Empfänger können Sie es einfach mal annehmen – auch als Mann, der von seiner Chefin ein Kompliment bekommt.

40 Rittergeste – der gelungene Blumenkauf

Ob für sich selbst oder eine Frau, die Sie verwöhnen wollen: Blumen gehören definitiv zu den *Number-One-Hits* der Sinnlichkeit. Sie können die tote Perfektion steriler Inneneinrichtungen beleben, der Sprachlosigkeit von Gefühlen Worte verleihen und Zeit sichtbar machen, weil sie den Lebenszyklus in ein paar Tagen statt annähernd 100 Jahren absolvieren. Und darum sind sie ja auch in unserem Kulturkreis von der Taufe bis zur Beerdigung präsent. Warum sonst steht die florale Welt für die Beschreibung von Menschenphasen Pate? Die *Blüte der Schönheit* oder der *Frühblüher* – also ein Mensch, der vor dem 20. Geburtstag seine angeblich und aus Betrachtersicht *besten* Lebensjahre hat – sind gängige Vokabeln im Gespräch über Dritte.

Wer Blumen in seinem Wohnalltag einen Platz gibt und ihr Dasein nicht als Pflanzenmord titulieren möchte, hat dezidierte Vorstellungen von der Qualität und Haltbarkeit der Gewächse, die ihn mit nach Hause begleiten und mit ihm eine Weile wohnen dürfen. Rosen, die nach drei Tagen die Köpfe hängen lassen, lieblos zusammengestellte Arrangements, überfrachtete Blumenbüschel, in denen die einzelne ihre Schönheit nicht mehr entfalten kann: So etwas grenzt für Wohnliebhaber und Ästheten an Raumverwüstung.

Dagegen kann ein gelungenes Blumenarrangement das Wohlgefühl einer ganzen Woche retten – jedenfalls, wenn die Ware entsprechend lange hält. Wie erkenne ich als Kunde Qualität, wenn ich Blumen kaufe, insbesondere, wenn ich sie verschenken möchte?

Denn Blumensträuße lassen sich kaum reklamieren, da es sich bei der Haltbarkeit fast wie beim Gebrauchtwagenkauf verhält: Im Zweifelsfall ist der Schaden NACH Übergabe entstanden, zum Beispiel durch *etwas Frost* beim Transport durch uns unfachmännische Kunden. Reklamationen bei einem Floristen werden somit zur Verhandlungssache mit Beweisnotstand.

Blumen ersetzen oder unterstreichen das unausgesprochene Wort der Anteilnahme, Dankbarkeit oder Liebe. Sie stehen aber auch für die Selbstverwöhnung, die Üppigkeit und die Schönheit im Leben. In den Aufbaujahren meiner Selbständigkeit habe ich zum Beispiel das Ritual der *Samstagsrose* kultiviert, um das Wochenende einzuläuten. Symbole sind stark.

Sie sind Ausdruck des Luxus und der Bedeutung, die wir dem Moment, dem Anlass, uns selbst und dem Empfänger geben. Dabei ist die Kraft der beginnenden Blüte als

Geschenk immer auch Symbol dafür, dass sich die Beziehung (weiter-)entwickeln soll. Knospende oder üppige Blumen enthalten ein Versprechen, verwelkende wirken destruktiv.

Wenn Sie Blumen schenken möchten, sollten Sie vorher ein paar Gedanken an den Empfänger verwenden, damit Sie sich nicht versehentlich selbst beschenken. Dabei verwende ich bewusst nicht die weibliche Form, denn auch ein männlicher Empfänger kann sich sehr über ein florales Geschenk freuen.

- Welche Inneneinrichtung hat der Beschenkte, und was passt farblich und stilistisch dazu?
- Wo wird er oder sie das Gebinde hinstellen, lieber auf den Tisch oder in eine hohe Bodenvase?
- Hat die- oder derjenige die passende Vase?
- Hat er oder sie Zeit, das Blumenarrangement zu pflegen? Es macht wenig Sinn, jemanden mit Blumen zu bedenken, der kurz darauf in Urlaub fährt oder nach einem Vortrag mit der Bahn zurückreisen muss. Manche Veranstalter könnten die Freude des Empfängers erhöhen, wenn sie statt eines großen Bouquets einen Gutschein verschenkten.
- Gibt es Gerüche, die der Empfänger besonders liebt oder aber *nicht haben* kann?
- Überreichen Sie Ihr Geschenk an einem öffentlichen Ort und muss es anschließend noch transportiert werden? Dann sollte die Verpackung entsprechend sein. Und wie

wir aus Hannahs Schilderung gesehen haben, sind Blumen auch nicht die beste Idee für ein erstes Date.

Um zu bekommen, was Sie wollen, sollten Sie sich Zeit für die Auswahl nehmen. Ein hastig und lieblos zusammengestellter Strauß vermittelt allzu schnell *Verlegenheitslösung* oder lieblose Eile. Auf das verzichtet so mancher Empfänger gern.

Schon die Ladenpräsentation sollte so geschmackvoll sein, dass Sie ein entsprechendes Blumenarrangement von dort erwarten können, und die Beratung sollte Ihre Vorstellungen genauso erfragen wie den Anlass oder Wissenswertes zum Empfänger. Wenn Sie dann noch Hinweise zu Transport, Anschnitt und Pflege bekommen, wird auch der Einkauf zu einem kleinen Erlebnis.

Ob die Ware im Laden noch frisch ist, erkennen Sie an den Aufbewahrungsgefäßen. Tonkrüge oder gar Plastikeimer verbergen, wie frisch das Wasser ist, in dem Blumen zum Verkauf aufbewahrt werden. Sie sollten in sauberen Glasvasen stehen und das Wasser ist sichtbar sauber – dann sind auch die Blumen frisch.

Wenn der innere Blumenkreis von größeren Blüten fest und dicht ist, können Sie als Kunde davon ausgehen, dass die Ware frisch ist. Dicht gebundene Sträuße halten in der Regel länger als gestaffelt gebundene, weil die Blumen einander halten. Gestaffelte Gebinde sollten immer mit einem floralen Gerüst aus Zweigen gebunden sein, weil sonst die Hauptblumen keinen Halt haben, wenn der Kopf schwer vom Gewicht der Blüte wird. Das Gerüst garantiert die Stabilität, zum Beispiel bei einer Amaryllis in der Weihnachtszeit – oder aber bei 40 cm langen französischen Tulpen, die später im Jahr an Frühlingszweige gebunden werden.

Lassen sich Blumen reklamieren? Die Haltbarkeit von Blumen hängt auch von der Wohntemperatur ab – und dem richtigen Anschnitt. Blumenläden sind zum Beispiel auch deshalb kühler, weil es die Haltbarkeit der Blumen erhöht. Außerdem spielt die Häufigkeit des Wasserwechsels eine Rolle. Frischepülverchen sollen dazu dienen, das Wasser seltener wechseln zu müssen. Viel mehr bringt es allerdings, die Blumenstiele frisch anzuschneiden, unter fließendes Wasser zu halten und dann in frisches Wasser zu stellen.

Die Haltbarkeit von Blumen hat viel mit uns selbst als Kunden und unseren Gewohnheiten zu tun. Falls Sie reklamieren müssen, tun Sie es bitte höflich und sofort. Lassen Sie den Floristen etwas über ihre sonstigen Erfahrungswerte und Haltbarkeitszeiten wissen.

Gestaffelt gebunden, kompakt … Wie Sie und der Florist sich verstehen: Lang- oder kurzstielig, offen gebunden, kompakt oder gestaffelt – diesen Rahmen sollten Sie vorgeben, Worte, die jeder Florist und jeder Kunde versteht.

Viele Floristen haben aber eine Berufsehre und möchten ihre Kreativität mit einbringen, deshalb profitiert das Ergebnis, wenn Sie darüber hinaus vielleicht noch die Farbrichtung angeben und gemeinsam die Hauptblume definieren, die ja auch Teil der Botschaft ist – die Zusammenstellung aber ihm oder ihr überlassen. Wenn Sie und/oder der Empfänger Puristen sind und üppige Ausgarnierungen nicht lieben, sollte Ihr Florist auch das wissen. Viele Sträuße wirken nämlich schicker und moderner, wenn die einzelnen Blüten zur Geltung kommen und nicht zwischen Blättern und Schleierkraut (den *Sättigungsbeilagen* der Floristen) optisch erdrückt werden.

Nicht ein dicker Strauß ist ein schöner, sondern einer der Ihren und den Geschmack des Beschenkten oder der besonderen Frau trifft, die Sie meinen. Erst dann wird auch die Geste eine besondere.

Wie überreicht man einen Blumenstrauß? Der Empfängerbezug ist auch hier von unschlagbarem Vorteil. Beschenken Sie jemanden an einem öffentlichen Ort, ist die knisternde Zellophan-Folie zwar naheliegend – nicht aber, wenn Sie einen Anhänger der umweltschonenden Lebenseinstellung glücklich machen wollen. Heute sind schicke, oft farbige Papiere moderner, die man ja bei Übergabe oben offen halten kann, um das Bouquet zu zeigen. An kalten Wintertagen zeigen Sie Voraussicht, zusätzliches Zeitungspapier als Frostschutz sowie eine Tüte mit Henkeln für den Transport griffbereit zu haben.

Stellen Sie sich vor, die beschenkte Person ist eine Dame, die Sie nach der Arbeit und bepackt mit Handtasche, Aktentasche und vielleicht dem nötigsten Einkauf aus der Mittagspause mit öffentlichen Verkehrsmitteln trifft – dann würde sie spätestens dann innerlich fluchen, wenn sie mit dem weiteren Gepäck den Ort verlässt. Es sei denn, Sie wollen das als Gelegenheit nehmen, Ihr den *Shuttle* mit dem Taxi oder dem eigenen Wagen gleich dazuzuschenken.

Besuchen Sie jemanden zu Hause, ist es immer noch üblich, Blumen in Papier zu transportieren – aber auszupacken, bevor man klingelt. Und übrigens ist es besser, die florale Pracht nicht vor sich her durch die Tür zu schieben, sondern erst nach einer herzlichen Begrüßung und mit ein paar Worten zu überreichen, wenn man drinnen im Eingangsbereich steht.

41 Körperkult und Businessbärte – was noch attraktiv macht

Immer mehr Frauen finden am kleidsamen Bart als dem neuen Männer-Accessoire Gefallen, wie ein Kunde in einem Barber-Shop lächelnd berichtet. Im weiteren Gespräch räumt er sogar ein, dass sein Selbstbewusstsein als Mann von der neuen Haartracht profitiert habe.

Der Bart-Kult erreicht längst auch die Geschäftsetagen und wird ganz selbstverständlich auch zum Anzug getragen. Wenn Sie sich damit schon befasst haben und einen tragen, mag der Bart sogar schon fast ein alter Zopf für Sie sein. Bei anderen aber kommen Fragen auf, wie das neue Lifestyle-Tool nun zu handhaben ist. Ob sich ein bisher bartloser Herr nun zu einem gepflegten Vollbart mit *Head Bun*, dem hoch gebundenen Haarknoten am Hinterkopf, hinreißen lässt? Das sollte unbedingt mit dem Image der Firma abgeglichen werden. Zum Maßanzug wäre das mit Sicherheit ein neuer Auftritt.

Gibt es Empfehlungen, worauf beim Schnitt zu achten ist? Kann man dabei auch Fehler machen? Und wie geht *Businessbart* nun richtig? Die erste gute Botschaft ist, dass es kein geheimes Rezept gibt, welche die Wahl des Bartes und seine Form nahelegt. Der Bart eines Mannes ist tatsächlich eine Art kreative *Carte blanche* (franz.), eine weiße Karte des Selbstausdrucks.

Der Gedanke „anything goes" kann aber trotzdem nicht die Lösung sein. Und auch der mit Lifestyle-Bärten gerne kombinierte „Under Cut", das längere Oberkopfhaar mit kurz rasierten Unterlängen, gilt bislang noch nicht als *businesslike*. Da nicht nur das männliche Gesichtshaar, sondern auch die nächsten Generationen von Bartträgern immer wieder nachwachsen, ist nicht das *Ob*, sondern das *Wie* einen frischen Gedanken wert.

Am Nacken erkennt man, ob der Friseur ein guter ist. Dieser kühne Satz impliziert, dass der Barbier Ihres Vertrauens Ihren Kopf und die Gestaltung von Haupthaar,

Gesichtshaar und deren Übergängen als Ganzheit betrachtet. Und kein *Barber*, der etwas auf sich hält, würde Frauen gleichermaßen wie Männer beraten – das sollte zumindest in Persona getrennt sein, selbst wenn es im selben Salon stattfindet. Schließlich gibt es bei den Damen ja auch Spezialisten für Haarfarbe, Haarumformung oder besondere Haarschnitte, zum Beispiel Kurzhaarschnitt oder Langhaarschnitt. Denn das Barthaar ist anders in seiner Struktur, robuster und störrischer. Und auch hier ist es die Länge, welche die Handhabung vorgibt.

Der Vollbart: Da Bärte ja bekanntlich älter wirken lassen, ist er gerade für sehr junge Männer eine echte Option. Je länger der Bart, desto besser muss er allerdings gestylt werden. „Almöhi" geht nicht – Kontur wird großgeschrieben.

Der Vollbart darf nie solo betrachtet werden, er ist immer Teil eines Gesamtbildes, ähnlich einer Skulptur. Auch hier sind Übergänge und die Haarlänge wichtig, inklusive einem glatten Nacken. Und mit wachsender Länge steigt auch der Pflegebedarf. Arganöl oder Haarserum sind tolle Produkte, die für Glanz sorgen – und auch so manche Dame mit unbändigen Locken begeistern dürften, die sich in Ihrem Badezimmer umsieht.

Der Teilbart: „Gestrüpp" nannte in der jüngsten Neuverfilmung von „Winnetou" der Häuptling den Oberlippenbart (Moustache) seines Bruders *Old Shatterhand*. Der partielle Bart, zu dem auch Kinnbärte, Koteletten und Co. gehören, wird mehr als andere Formen mit einer Charakterbeschreibung ihrer Träger in Verbindung gebracht. Aus stilistischer Sicht allerdings sollte sich die Formensprache in erster Linie an den Gesichtszügen, -formen und -proportionen orientieren. Ein langes und schmales Gesicht beispielsweise braucht nicht noch durch lange Koteletten optisch gestreckt zu werden.

Der Schnurrbart übrigens, der moderner wirkt, wenn er nicht kompakt wie in den 70ern, sondern gestutzt getragen wird, war in der Türkei traditionell das Statussymbol eines reifen Mannes. Wie Sie Ihren Bart tragen und trimmen, sollte immer up to date sein. Es ist wie beim Make-up einer Frau: Man darf ihr nie daran ansehen, wann sie jung war – und Ihnen am Bart auch nie im Leben, wann Sie Ihre wilden Zeiten hatten. Denn die sind vermutlich vorbei. Sicherlich wollen Sie nicht als „Übriggebliebener" in die Geschichte eingehen, denn heute wie damals haben Sie ein zeitgemäßes stilistisches *Ich*.

Der Drei-Tage-Bart: In einschlägigen Bart-Typologien als Symbol der Rebellion beschrieben, macht der kurz gewachsene oder kurz gehaltene Drei-Tage-Bart tatsächlich viele Gesichter markanter, gerade Hellhäutige mit hellem Haar. Das kommt der Intention in der Geschäftswelt durchaus entgegen. Wie beim Vollbart ist aber bedeutend, dass die Übergänge nach oben und nach unten stimmen. Der Verlauf vom kurzen Gesichtshaar zum längeren Haupthaar sollte fließend sein, der Übergang zum Hals definiert und nicht zufällig. Gerade bei diesem flächigen Bart ist ein Blick auf das Profil lohnend: Eine schräg verlaufende Kinnlinie etwa wird ausgeglichen, wenn die Kontur entlang des Kiefers läuft.

Ohne Bart: Nur, weil es alle tun, muss etwas noch lange nicht absolut sein. Das Gesetz der Toleranz gebietet gerade in Mode- und Lifestylefragen die freie Wahl – denn wo wären wir ohne die Abwechslung? Je nachdem, wie sich der Bart-Hype entwickelt, kann es sein, dass das vom allgemeinen Trend geleitete Betrachterauge eines Tages eine Form von Barttracht *erwarten* wird. Dann wird, wer keinen Bart trägt, irgendwann *avantgarde*.

Er zeigt eben Gesicht. Und der Mann ohne Bart weiß um die Kunst der glatten Rasur, welche in erster Linie auf die Haut Rücksicht nehmen sollte. *Ohne Bart* ist und bleibt einfach unschlagbar, wenn Sie interessante Konturen und alles in allem das haben, was man ein tolles Gesicht nennt.

Die Entscheidung für einen dauerhaft getragenen Bart als Teil des persönlichen Auftritts sollte ganz Ihre sein – und nicht eine Reaktion auf Wünsche und Vorstellungen anderer oder auf einen Trend. Gerade markante Moden stehen der individuellen Ausstrahlung schnell im Weg. Eine neue Partnerin wird sich mit Ihnen auch für Ihren Bart entscheiden – sofern er ganz zu Ihnen gehört. Und wenn Sie in einer bestehenden Partnerschaft sind, haben Sie die Frage der neuen Haartracht sicherlich mit der Dame Ihres Herzens geteilt.

Gewohnheiten prüfen: Außer dem unabänderlichen Sosein gibt es aber noch ein paar änderbare Gewohnheiten im Körperpflegealltag, die Sie für sich überprüfen können – nicht nur mit Blick auf eine mögliche neue Partnerin, sondern besonders mit Sicht auf sich selbst und den guten Status im Alter.

Kontinuität in der Pflege bringt mehr als der Preis der Maßnahme. Also können Sie genauso gut heute damit anfangen. Und manches, das gut tut, ist ein Ergebnis modernster Forschung und ihrer Erkenntnisse, die Sie für sich und Ihre Anziehungskraft nutzen sollten.

Gerade Männer, die wenig Interesse für Fashion, Styling und Beautypflege mitbringen, haben die Tendenz, ihre Zähne noch wie in der Kindheit erlernt zu pflegen. Seitdem ist aber viel passiert! Ein Gang mit offenen Augen durch die Drogeriemarktregale ist eine wirklich vergnügliche Angelegenheit und dürfte zwischen Zahnseide, Interdental- und elektrischen Hochleistungszahnbürsten auch eine neue Lust an der Zahnpflege wecken. Denn das echte Gebiss ist heute mehr wert als uns lieb ist – weil Ersatz teuer ist und wir es demografiebedingt lange brauchen werden. Der Kult um den Körper hat also noch einen ganz praktischen Nutzen.

Die kindliche Gewohnheit, die Zähne zum Wachwerden direkt nach dem Aufstehen und vor dem Frühstück zu putzen, läuft diesem Nutzen zuwider. Die Bakterien, die aus dem geliebten Frühstücksbrötchen mit Marmelade entstehen, haben nämlich dann den ganzen Tag Zeit, sich im Mund fröhlich zu vermehren. Das Zähneputzen ist daher *nach* dem Frühstück sinnvoller als davor.

Bauen Sie auch ruhig den zweimal täglichen Einsatz einer Zungenbürste in Ihre Pflege ein – das reduziert die Anzahl der Bakterien im Mund und gibt Ihnen über viele Stunden hinaus Sicherheit. Und schließlich ist es auch eine Idee, Einmalzahnbürsten und Zahnstocher bei den Handwaschbecken im Büro zu deponieren. Die gehören übrigens auch in die „Restrooms" jedes besseren Restaurants – statt auf den Tisch.

Das Beispiel der Zahnpflege soll Sie nur ermutigen, den lustvollen Verführungen der Kosmetikindustrie im eigenen Interesse nachzugeben. Ihre Haut zum Beispiel will behandelt werden wie Ihr teuerster Schmuck. Denn sie vergisst nicht: Was Sie heute tun, so sehen Sie morgen aus!

Unser Körper reagiert zeitversetzt: Der Sonnenbrand von heute ist also unsere unliebsame Überraschung von morgen, wenn uns scheinbar *über Nacht* entstandene Falten im Spiegel begegnen. Und dass die regelmäßig genossene Schokolade von heute das Pölsterchen von morgen ist, ist ja ebenso hinlänglich bekannt.

Umgekehrt funktioniert das aber genauso: Die regelmäßige Bewegung, und wir reden hier nicht von Leistungssport, sowie die kleine Disziplin im Alltag sind unser Kompliment von morgen. Meistens bringen 15 Minuten täglich mehr als zwei Stunden pro Woche, egal ob wir Sport, Hautpflege oder Gedächtnistraining betreiben. Tägliche Gymnastik beispielsweise kann man weltweit in jedes Hotelzimmer mitnehmen – ohne Mehrgepäck. Und mit einer gewissen Körperspannung und einer guten Haltung sieht ohnehin alles ganz anders aus, auch die Kleidung darüber.

Betrachtet man die Work-outs der einschlägigen Body-Magazine von Fettverbrennung bis zu „Schultern verbreitern, Sixpack formen und Bizeps aufpumpen“, wirkt das bei oberflächlicher Betrachtung etwas verkrampft und bei genauer auch wenig realistisch, es in einem Business- und sonstigen Alltag dauerhaft durchzuhalten – schon allein wegen der Requisiten, die man dafür auch auf Geschäftsreise immer dabei haben muss.

Stählerne Muskeln sind auch nicht, was die Augenhöhe-Frauen in erster Linie bei Ihnen suchen. Was das angeht, können Sie sich also etwas entspannen und den Körper formen und pflegen, der Ihrer ist. Ohne eine unsichtbare Messlatte.

Der Umgang mit Sport und *Bodyshaping* hat sich mit der Entwicklung des Zeitgeistes in den letzten Dekaden deutlich verändert. Viele sehr junge Männer betrachten ihren

Körper heute als eine Art Markenzeichen und Statussymbol und nutzen die sozialen Medien, um ihn wie eine Ware zur Schau zu stellen. Das kann gefährlich werden, wenn der Körper eines Tages mal nicht mehr so will – dann braucht es noch andere Attraktivitätsmerkmale, zum Beispiel einen wachen Geist und einen angenehmen Charakter.

Ganz anders handhabten es die Jahrgänge der 60er und 70er Jahre, für die Sport einfach Spaß machen sollte. Vielleicht können sich beide voneinander etwas abschauen und zu dem Ergebnis kommen, dass man drei Kategorien Sport braucht:
- eine, welche die Pumpe (das Herz) trainiert
- eine, die dem Körper Form gibt
- eine, die Spaß macht

Die 3-in-1-Betätigung findet man selten, meistens muss einer dieser Punkte mit einer zweiten Sportart ergänzt werden. Was auch immer Sie tun: Tun Sie es für sich – nicht für ein imaginäres Publikum.

Gibt es darüber hinaus noch Dinge in der Körperpflege, mit denen Sie punkten können? Denn viele sogenannte erotische Signale wie den Mund oder die Form der Hände kann niemand ändern. Am Pflegezustand können Sie aber einiges tun.
- Ist nicht nur der Haarschnitt der richtige, sondern sind auch die dazu passenden Stylingprodukte im Einsatz? Das schönste Haar kann aussehen wie Schäfchenwolle, wenn es nicht von passenden Texturen strukturiert wird.

- Sind Ihre Hände so gepflegt, dass man ihnen gerne zuschaut? Wenn Sie nicht gerade Gitarrenspieler sind, gibt es für lange Fingernägel keinen Anlass (viele Frauen mögen sie bei einem Mann überhaupt nicht).
- Könnten Sie sich jederzeit Ihrer Schuhe und Strümpfe entledigen ohne dass es Ihnen unangenehm ist? Gerade Menschen, die Sauna und öffentliche Nasszonen öfter benutzen, fangen sich Schäden an Fuß und Nägeln ein, die nicht attraktiv sind und auf keinen Fall verschleppt werden sollten.
- Wie geht es Ihrer Haut? Fühlen Sie sich gut darin – und fühlt sie sich gut an?
- Ist Ihre Stimme schön und genauso gepflegt wie Ihr Äußeres? Denn auch sie ist Teil des ersten unwiederbringlichen Eindrucks.

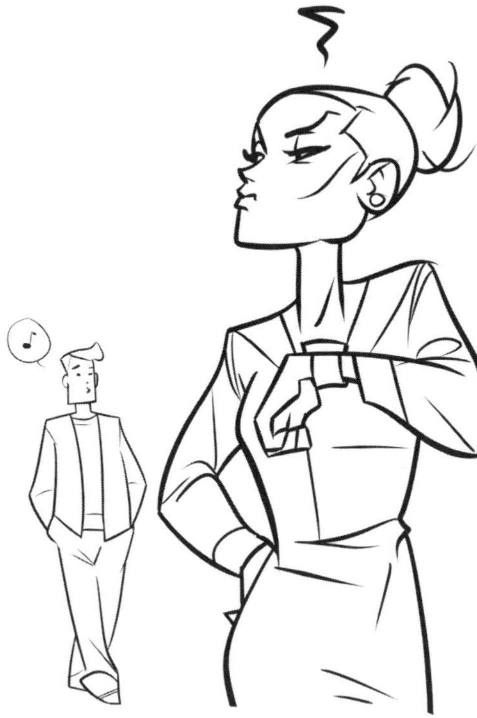

42 Small Talk

Die gute Nachricht zuerst. Es geht noch mehr als das liebe Wetter. Small Talk dient dem gegenseitigen Kennenlernen auf *sicherem* Terrain. Es gilt, Themen zu vermeiden, die Emotionen wecken und zu einer hitzigen Diskussion führen könnten. Das kleine Gespräch dient ganz bewusst als Regieanweisung für die Phase des Warmwerdens in einem menschlichen Kontakt und darf zu einem lebendigen Austausch führen. Es darf aber nicht am Wohlgefühl und am *Herzblut* des anderen kratzen. Daher sind Themen wie Krankheit und Tod, Geld, Beziehungsprobleme oder auch das Schwärmen für eine Fußballmannschaft und das Herziehen über eine andere absolut tabu. Klatsch, Reden über Dritte oder Diskriminierungen erzählen insgesamt keine gute Geschichte über denjenigen selbst.

Gut geeignet sind Themen von allgemeinem Interesse: Die Veranstaltung, auf der man sich gerade begegnet, das Essen, die Anreise oder Stadt, in der man sich befindet, ferner Kunst, Kultur, Musik, Film, Reisen und Hobbies, sofern man dazu etwas zu sagen hat. Dabei sollten Sie Persönliches von Privatem trennen: Auch im geschäftlichen Kontakt – und insbesondere bei einem ersten Austausch zwischen Menschen, die Interesse füreinander entwickeln – ist durchaus relevant, in welcher Stadt Sie leben und ob

 Sie Kinder haben. Das sind erwünschte persönliche Informationen. Keiner will aber beim Kennenlernen vom Tod Ihres Hundes erfahren oder, ob Sie gerade Ärger mit dem Nachbarn haben – das wäre fürs Erste zu privat.

43 Händedruck

Er ist in unserer Kultur die erste, meistens auch die einzige körperliche Berührung mit einem Gesprächspartner. Im Umgang mit Italienern und Franzosen kann das ganz anders empfunden und gelebt werden. Auch wenn man die Temperatur der Hände nicht immer beeinflussen kann – der Druck muss stimmen. Ein zu lascher Händedruck wirkt unsicher, ein zu starker dominant und ungeschliffen.

Sie legen die Handflächen aneinander. Eine hohle Handfläche vermittelt, dass Sie etwas zu verbergen hätten. Wer nur die Finger reicht, verwehrt *gefühlt* die Begegnung: Viele Frauen ziehen beispielsweise die Hand zu schnell weg und signalisieren dadurch Unsicherheit, auch wenn sie diese gar nicht haben. Dann schließen Sie die Finger für einen kurzen Moment um die Handfläche des anderen und blicken ihm oder ihr dabei in die Augen. Das ist die Europa-Version. Ein zu langes Halten der Berührung kann unangenehm werden und ebenfalls falsche Botschaften senden.

Alle tun es – kaum einer übt es. Gute Vertriebschefs werden mit ihren Leuten daher auch das trainieren: Sich innerhalb eines Teams bei der ersten Begegnung am Tag die Hand zu reichen und sich Rückmeldung zu geben, ob und wie angenehm es ist. Denn besser, Sie machen das *unter sich* ab als unbewusst und unangenehm im Umgang mit Kunden.

In der Ärzteschaft wird der Händedruck übrigens sehr kontrovers diskutiert: Immerhin werden Infektionen überwiegend durch das Händereichen übertragen. Ärzten gibt man daher heute nicht mehr die Hand – es sei denn, er oder sie reicht sie Ihnen. Auch in Büros und Firmen ist Handhygiene ein großer Beitrag zur Mitarbeiterfitness. Statt ständigen Händewaschens, welches durch das Seifen die Hautbarriere herabsetzt und wiederum zu Hautproblemen führen kann, ist die regelmäßige Nutzung von Desinfektionsmittel, welches kaum austrocknet, eine sinnvolle Maßnahme.

44 Beileid im Beruf

Was ist angemessen und was nicht? Die richtige Kondolenz und die Teilnahme an Trauerfeiern werfen gerade im geschäftlichen Umfeld oft Fragen auf. Durch einen Aushang am Bürgermeisteramt ist jede Trauerfeier grundsätzlich öffentlich. Mit einer Teilnahme begleitet man in erster Linie die Angehörigen.

Wenn Sie einen Kollegen oder Geschäftspartner verabschieden müssen, besprechen Sie am besten im Kollegenkreis, wer an der Beerdigung teilnehmen sollte und möchte und auch die gemeinsame Kondolenzkarte, die mit nur wenigen

 Worten Betroffenheit und Anteilnahme ausdrücken kann und von allen unterschrieben wird, überbringt. Wichtig ist, sich als Abteilung oder Firma geschlossen zu zeigen. Es ist Chefsache, dafür zu sorgen. Falls Sie als Vorgesetzter eines Verstorbenen einen Nachruf machen und eine Rede halten möchten, melden Sie dieses Grußwort bitte rechtzeitig vor der Feier an.

Wenn ein Geschäftspartner oder Kollege jemanden verloren hat, der ihm oder ihr nahestand, sollten Sie genauso geschlossen schriftliche Anteilnahme zeigen, auch, wenn Sie davon *nur* gehört und keine Anzeige erhalten haben. Auf eine Trauerkarte reagieren Sie grundsätzlich.

Farbwahl bei einer Bestattung: Im europäischen Kulturkreis bleibt es meist bei Schwarz, welches Respekt ausdrückt, und daher als Trauerfarbe verstanden wird. Zumindest dunkle Farben sind angezeigt, das kann auch ein Grau (Neutralität, Seriosität, Ausgleich, Hintergrund) sein oder ein dunkles Marineblau, welches unter anderem für Kontrolle und Zuverlässigkeit steht. Trauerkleidung bedeutet aber nicht, dass man auf einen modischen, typgerechten Schnitt verzichten muss! Kleiderwünsche des Verstorbenen oder der Angehörigen werden natürlich berücksichtigt – selbst, wenn sie „weiß“ oder „Dresscode fröhlich“ lauten.

Wichtig ist, neben der ehrlichen Anteilnahme und dem persönlichen Abschied auch die Bedeutung auszudrücken, die man dem Ereignis gibt. Sorgfältig zusammengestellte

Kleidung vermittelt nun mal Wertschätzung, dem verstorbenen Menschen und seinen Nächsten gegenüber.

Bei Schwarz und dunklen Farben, die man nahe am Gesicht trägt, sollte man sich allerdings klar machen, dass sie blasser machen und die Erfahrungslinien vertiefen. Überwiegend dunkle Trauerkleidung kann also durchaus mit sanfteren Tönen am Gesicht kombiniert werden, wenn diese nicht zu hell und fröhlich sind. Neutralfarben wie creme, silber oder beige bieten sich hier im Gegensatz zu den bunten und lebendigen Akzentfarben an.

45 Tischdame/Tischherr

Bei großen und kleinen Tischgesellschaften gibt es immer wieder Verwirrung, wer nun wo sitzt. Bin ich als Mann rechts oder links von meiner Dame oder Gesprächspartnerin? Die Antwort hat übrigens einen historischen Hintergrund: In früheren Jahrhunderten trug der Mann den Säbel links, damit er ihn mit der starken rechten Hand diagonal über den Körper greifend (wie eine Rückhand im Tennis) schnell ziehen konnte. Deshalb war der Platz der Frau immer rechts, damit sich die Waffe nicht in den langen Rockfalten verfing. Heute, wo der Degen keine Orientierung mehr bietet, vergegenwärtigen Sie sich einfach, wohin Ihr Sakko knöpft. Der Tischpartner sitzt immer auf der Seite, in die wir schließen: Damen knöpfen ihren Blazer immer von rechts nach links *zum Herzen hin* – also sitzt ihr Tischherr links. Das Herrensakko wird von links nach rechts geschlossen – rechts sitzt demnach Ihre Tischdame.

Auch im Geschäftsleben gibt es immer wieder sogenannte „seated dinner“, bei denen – mit oder ohne Platzkarten – bisher Unbekannte als Tischpartner zusammengebracht werden. Dann ist es smart, diese Tischregel zu kennen. Der sitzende Event setzt einen bewussten Kontrapunkt zu den inzwischen häufigen „flying buffets“, bei denen Kellner einer stehenden Gesellschaft „Fingerfood“ und bonsaiartige warme Gerichte in Gläsern reichen. Entsprechend ist auch der Dresscode beim „seated dinner“ bevorzugt elegant.

Gegenüber einer in alter Tradition erzogenen *Grand dame* wird eine junge oder reife Frau vermutlich nicht mehr erwarten, dass Sie ihr den Stuhl zurechtrücken – sie wird sich aber auch nicht dagegen wehren. Wenn Sie es tun wollen, schieben Sie ihr den Stuhl sanft Richtung Kniekehle, so dass sie sich elegant setzen kann und nicht Gefahr läuft, wegen eines ruckartigen Rammens ihrer Beine in den Stuhl hineinzuplumpsen.

Denken Sie bitte auch daran, dass Sie sich nicht versehentlich am Brotteller Ihrer Tischdame vergreifen – Ihrer ist links von Ihrem Gedeck. Wenn Sie diese zwei Fallen schon einmal umgangen haben, können Sie den Rest des Abends Ihr charmantes Selbst sein.

In einer Welt von *Networking Hours*, After Work-Events und Vernissagen kommt man immer wieder in die Situation, hungrig von einem langen Tag bei einer Veranstaltung zu landen, bei der es außer knappen Häppchen auch Champagner oder Sekt – und reichlich interessante Kontakte zu *handlen* gibt. Das ist ja auch der Sinn dieser Events: Businesskontakte und mehr reichen einander die Hand.

Gerade bei diesen Terminen fehlt es aber leider oft an Stehtischen, so dass sich der motivierte Teilnehmer kaum traut, etwas zu sich zu nehmen aus Angst, dass just in dem Moment, wo er mit Glas und Häppchen kämpft und eines davon gerade verspeisen will, ein wichtiger Mensch, den er schon immer treffen (oder schon lange sprechen) wollte, vorbei segelt. Auf Essen zu verzichten kann aber keine Option sein. Wohin also mit Champagner und Häppchen, um noch eine Hand für die Begrüßung freizuhaben?

Das gleiche trifft natürlich auch zu, wenn unvermutet die Frau Ihrer Träume vor Ihnen steht – und mit diabolischer Sicherheit von Murphy's Gesetz wird sie das genau in diesem Moment …

Da Sie ein Mann sind und Ihre Hände größer als die vieler Frauen, sind sie aber prädestiniert für die Salonlöwen-Technik, die ich aus der gleichen Not heraus wie Sie irgendwann entwickeln musste.

In der Regel wird Ihnen bei Eintreffen an der Event-Location zunächst der Sekt gereicht, und zwar in hochstieligen Gläsern. Den Stiel hängen Sie sich in der linken, nach oben geöffneten Hand zwischen Zeige- und Mittelfinger, so dass der nach oben geneigte Daumen das Glas stabilisieren kann. Das ist elegant, weil der Sekt oder Champagner, der kühl bleiben soll, von der Hand nicht berührt und nicht gewärmt wird. Da Ihre Finger am unteren Teil des Glasbouquets liegen, hängt der Stiel nach unten, so dass Sie das Glas jederzeit mit der rechten Hand „nonchalant" am Stiel greifen, herausnehmen und jemandem zuprosten können.

Nun kommt Ihr Joker ins Spiel – die Serviette. Mit der nach oben geneigten Hand haben Sie demnach von Mittel- bis kleinem Finger alle drei frei, um eine Serviette darauf zu platzieren, wie eine kleine Ablage, auf der die Häppchen Platz haben. So haben Sie alles in einer Hand und im Griff – und jederzeit die Rechte frei, um Menschen, die Ihnen wichtig sind, mit Handschlag zu begrüßen.

47 In den Mantel helfen

Es gilt als eine Urgeste der Höflichkeit gegenüber Frauen – und ist doch eine Hilfestellung, die sich Männer wie Frauen gerne gefallen lassen. Die wenigsten wissen aber, wie es geht. Das will geübt werden. Heutzutage helfen Frauen und Männer sich gegenseitig in den Mantel, weil es eine wertschätzende Geste ist, die Verrenkungen ersparen soll. Nur ein Gentleman alter Schule wird nicht zulassen, dass eine

Dame ihm in den Mantel hilft. Da Jungsein aber bekanntlich im Kopf beginnt, werden sich manche Männer der *Old-School* sicherlich bald umgewöhnen.

Viele Leute halten den Mantel aber zu hoch. Orientieren Sie sich besser an den Händen des anderen und bieten ihm oder ihr die geöffneten Ärmellöcher auf dieser Höhe an. Erst, wenn er oder sie diese gefunden hat, führen Sie den Mantel oder die Jacke zur Schulter hinauf und legen sie um.

48 Die gute alte Pünktlichkeit

Im Gespräch über Knigge und gutes Benehmen wird Pünktlichkeit oft an erster Stelle genannt. Doch funktioniert sie in der vollen Bedeutung des Wortes nur selten:

- Seminarteilnehmer und Vortragszuhörer, die am Morgen zwar pünktlich erschienen sind – zum eigentlichen Anlass, der Inhaltsvermittlung, aber zu spät eintrudeln.
- Theater- oder Konzertbesucher, die sich chronisch als letzte durch die Reihe drängeln, um ihre Mittelplätze einzunehmen.
- Der Manager, der bei *von oben* angesetzten Meetings stets auf den Punkt erscheint, es aber bei Terminen mit seinen Mitarbeitern selbst nicht so genau nimmt und auch Freunde im Privatleben gerne warten lässt.

Pünktlich zu sein kann auch bedeuten, nötige Rückmeldungen *sofort* zu geben, damit der andere weiterarbeiten kann.

Pünktlich sollte man sich nicht situativ verhalten, sondern es aus Achtung für den anderen einfach *sein*. Und in ganz besonderen privaten Situationen ist es eine echte Empfehlung, dass Mann nicht zu spät kommt.

Eine sehr liebenswerte Geschichte zum Kennenlernen habe ich von einer Frau des Sternzeichens Jungfrau gehört: Tanjas Mann, mit dem sie heute zwei Kinder hat, kam zum ersten Date 15 Minuten zu spät. Nun fällt das noch in das akademische Viertel, wer aber eine echte Jungfrau ist, geht nach dieser Viertelstunde dann auch. Zu dem Thema schrieb sie diese Zeilen:

„Liebe Männer, seid pünktlich – nicht nur, aber vor allem beim ersten Daten. Unpünktlichkeit ist kein Zeichen, dass Ihr besonders *busy* oder wichtig seid, sondern einfach nur unhöflich. Das erste Treffen mit meinem Mann wäre fast gar nicht zustande gekommen, weil er eine Viertelstunde zu spät zum vereinbarten Treffpunkt kam. Drei Minuten hatte ich ihm noch gegeben, sonst wäre ich wieder nach Hause gegangen, als er dann doch noch etwas gehetzt eintraf. Und wer weiß, ob es noch eine zweite Chance gegeben hätte. Viele Jahre später hat er mir dann anvertraut, dass er zu spät war, weil er sich zwischen drei Outfits nicht entscheiden konnte. Das fand ich dann doch im Nachhinein sehr berührend."

Einen charmanteren Grund als diesen, zu spät zu kommen, kann es aus Frauensicht kaum geben ...

Immerhin sind Stil und Kleidung die wichtigste Nebensache im zwischenmenschlichen Kontakt. Und sie rücken erst dann in den Hintergrund der Betrachtung, wenn man sich vorher richtig darum gekümmert hat.

Wie Sie.

Die Autorin

Katharina Starlay ist studierte Modedesignerin, Imageberaterin der ersten Stunde und Mitglied im Deutschen Knigge-Rat. In ihrer Kolumne „Starlay Express“ bei *Manager Magazin Online* begeistert sie regelmäßig Tausende von Lesern. Sie hält Vorträge, gibt Seminare und coacht Chefs und Mitarbeiter rund um Kleiderstil und Businessknigge.

Seit 2002 berät sie Unternehmen für ihren Außenauftritt und entwickelt Stil-Leitfäden für deren Teams sowie Firmenkleidung (Corporate Clothing/Corporate Fashion). Denn Aussehen, Auftreten und Benehmen sind ein Baustein jedes Vertriebskonzepts – von Menschen und von Unternehmen.

Auch dieses vierte Buch unserer Autorin ist ein Nachschlagewerk für Stilfragen, griffbereit immer dann, wenn Sie es brauchen: Am Beginn der eigenen Karriere, unterwegs oder in der Lebensmitte, die nicht selten einen Neuanfang enthält.